Dr Félix LE BIHAN
Médecin stagiaire au Val de Grâce.

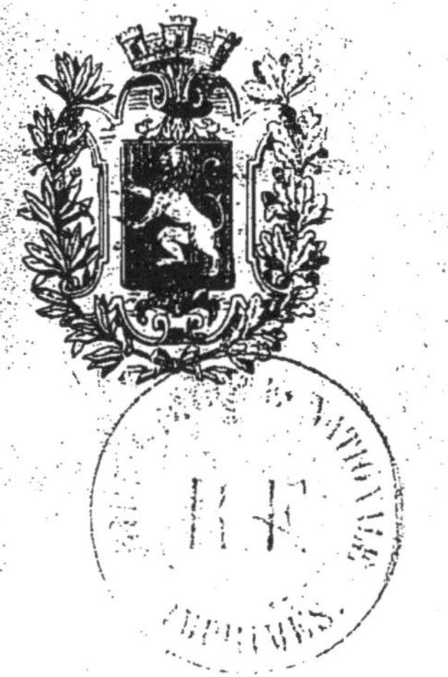

# CARDIECTASIE AIGÜE

DANS LES ACCÈS

# DE PALUDISME





A.-H. STORCK, ÉDITEUR
LYON

*A MES PARENTS*

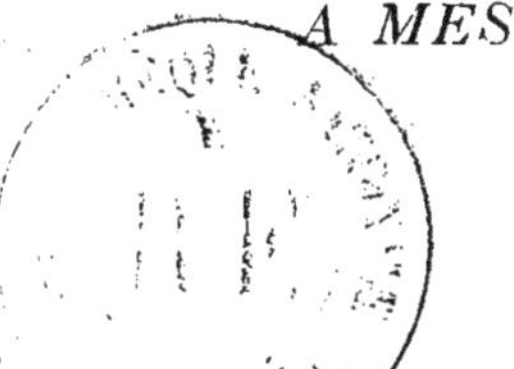

*A MON ONCLE COUTANCE*

Commandant d'artillerie en retraite

*A MON PRÉSIDENT DE THÈSE*

*M. le Professeur TEISSIER*

D^r FÉLIX LE BIHAN
Médecin stagiaire au Val de Grâce

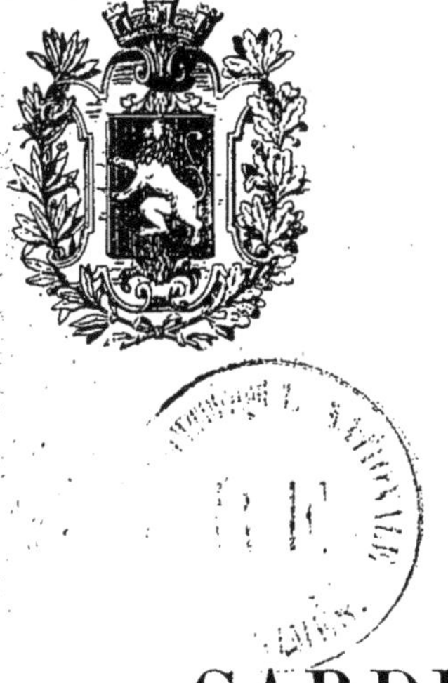

# CARDIECTASIE AIGÜE

DANS LES ACCÈS

# DE PALUDISME

A.-H. STORCK, ÉDITEUR
LYON

*Notre premier devoir, au début de ce travail, est d'inscrire le nom de M. le médecin-major Boisson. C'est lui qui nous suggéra l'idée première de notre sujet. Qu'il reçoive ici le témoignage de notre reconnaissance.*

*M. le professeur Teissier a bien voulu s'intéresser à nous, et nous fait un grand honneur en acceptant la présidence de notre thèse. Nous l'en remercions vivement.*

*Sur le point d'être reçu docteur, c'est avec bonheur que nous nous souvenons de nos années d'études à Rennes et si elles sont si précieuses dans notre souvenir, nous le devons à notre cousin et à notre cousine Le Jeune, qui nous ont reçu et nous ont prodigué leur affection et leur chère amitié. Qu'ils reçoivent ici le faible témoignage de notre tendresse et de notre reconnaissance.*

*F. L. B.*

## AVANT-PROPOS

Tous les auteurs, qui se sont occupés de paludisme, nous signalent les troubles fonctionnels du cœur ; mais, comme le déclarent MM. Kelsch et Kiener : « Les troubles fonctionnels du cœur ont peu fixé l'attention des cliniciens, ils sont à peu près constants dans cette catégorie de malades, et peuvent même s'accompagner de l'hypertrophie de cet organe. » Parmi ces troubles, il en est un qui a fixé notre attention et qui semble avoir été négligé d'une façon générale par ceux qui se sont occupés de paludisme ; nous voulons parler de la cardiectasie aiguë, dans les accès de fièvre intermittente. Partout nous trouvons bien signalée une dilatation constante du cœur dans l'intoxication palustre, mais personne, si ce n'est d'une façon évasive, ne nous parle des changements de volume du cœur au moment des accès. Ce sont ces ectasies que nous avons étudiées et nous en avons fait le sujet de notre travail inaugural. (1)

Nous exposerons d'abord les méthodes que nous avons observées dans l'étude des cardiogrammes, nous les ferons suivre de nos observations et enfin nous tâcherons de donner des interprétations des cardiectasies droites et gauches, interprétations que nous pourrons émettre grâce aux récents travaux de Potain sur les cardiopathies réflexes, grâce aux nombreuses expériences de François Franck en physiologie cardiaque, grâce enfin aux nombreux mémoires publiés par MM. Bouchard, Roger, Teissier, Hanot en physiologie et en pathologie hépatique.

(1) Au sujet du changement de volume du cœur au moment des accès de malaria, dans toute la littérature médicale, voici seulement ce que nous avons pu trouver, une phrase dans le mémoire de M. Rauzier sur les endocardites paludéennes : « Une fois, j'ai eu l'occasion, dit M. Rauzier, d'observer un cas très remarquable : le cœur avait d'abord subi une dilatation considérable pour revenir ensuite à son volume normal, cependant j'ai quelque doute s'il s'agissait alors d'une fièvre intermittente. » (*Revue de médecine 1891*).

## Méthodes que nous avons suivies dans l'étude des cardiogrammes

---

Au début de ce travail, il est nécessaire d'indiquer quelles sont les méthodes que nous avons suivies pour tracer nos cardiogrammes, et en tirer la valeur approximative de la surface totale du cœur. Nous indiquerons ensuite quelles sont les longueurs, que nous avons adoptées, pour exprimer, d'une façon un peu schématique, la valeur des cardiectasies droites et gauches.

Pour la détermination de la grande matité du cœur, nous avons employé la méthode de Potain, dite méthode concentrique, qui peut se formuler ainsi : « Ne jamais frapper sur l'organe qu'on limite, mais autour de lui. » Pour la petite matité, nous employons la méthode inverse, dite méthode excentrique, « c'est-à-dire qu'il faut percuter du centre de la matité vers la périphérie suivant des lignes normales à la direction des bords de chacun des deux poumons, en s'arrêtant aux premiers indices de sonorité donnés par ceux-ci. » (Potain).

Une fois que par ces deux méthodes nous avons tracé sur la poitrine du malade son cardiogramme, nous l'avons décalqué, en prenant des points de repère : le mamelon, la ligne médio-sternale. Grâce à ces points de repère nous avons pu superposer les différents tracés pris chez le même sujet, et nous rendre compte facilement des changements de position et de volume subis par le cœur avant, pendant et après un accès de fièvre paludéenne.

Pour la mesure de l'aire de la matité, nous n'avons pas employé le procédé de pesée indiqué par Potain, car il est compliqué et défectueux, nous nous sommes servis du procédé que Potain indique dans ses Cliniques médicales de la Charité : « J'en ai institué un plus simple et qui permet d'employer exclusivement la mesure linéaire des diamètres. Le seul énoncé de ces diamètres ne peut guère servir utilement à la comparaison des tracés entre eux et, d'autre part, la figure de la matité ne répondant à aucune figure géométrique absolue, les règles habituelles de la planimétrie ne lui sont point applicables, mais comme cette figure, en général, varie peu, sauf dans ses dimensions, il en résulte que le produit de la multiplication de ces diamètres peut en donner la mesure approximative, à condition d'y appliquer un coefficient déterminé. Etant en possession d'un grand nombre de tracés de matité précordiale et de leur mesure exacte donnée par l'instrument d'Amsler, j'ai pu en déduire ce coefficient qui est représenté par le chiffre 0,83. En sorte qu'il suffit de mesurer la longueur et la hauteur du tracé, puis de multiplier les deux chiffres l'un par l'autre et enfin par le coefficient 0,83 pour obtenir l'aire de la matité en centimètres carrés à quelques centimètres près, pourvu que la forme du tracé ne s'éloigne pas trop des formes ordinaires. »

Pour déterminer la valeur des cardiectasies droites et gauches, nous admettons les données générales suivantes : l'abaissement de la pointe et l'allongement de la matité portant surtout sur le diamètre vertical, correspondent à une dilatation prédominante du ventricule gauche ; au contraire l'augmentation de la matité transversale, par le report de la pointe en dehors, le débord de l'oreillette par rapport au sternum correspondent à la dilatation des cavités droites. Donc, en mesurant l'abaissement de la pointe, nous aurons une mesure approximative de la valeur de l'ectasie gauche, tandis que, en mesurant le déplacement horizontal de la pointe allant battre dans la ligne axillaire et en mesurant le débord de l'oreillette droite, nous aurons également la valeur approchée de l'ectasie droite. Nous n'avons pas la prétention de donner ici des mesures exactes ; nous cherchons simplement à trouver des termes de comparaison pour nos observations.

## OBSERVATION I (personnelle)

**Brest. — Hôpital de la marine. — Salle 25, n° 43.**

*Impaludisme datant de neuf mois. — Accès de fièvre paludéenne ; dilatation aiguë du cœur, retentissement diastolique du second bruit à la pulmonaire. — Palpitations, accélération du pouls, quelques symptômes angineux.*

Le Norgol, âgé de 21 ans, entré à l'hôpital de la marine pour fièvre palustre. — Pas d'antécédents héréditaires. Comme antécédents personnels a eu de l'ictère à l'âge de 15 ans. Il fait partie de l'expédition de Madagascar, où il contracte, il y a neuf mois, les fièvres. Rapatrié, il entre à l'hôpital de la marine à Brest, où il subit un traitement par injections au sulfate de quinine. Envoyé en convalescence de quatre mois, il a chez lui de nombreux accès de fièvre paludéenne, lorsqu'il contracte, il y a un mois, une blennorrhagie, cette dernière, s'étant compliquée de cystite, à nouveau il est obligé de rentrer à l'hôpital.

18 *septembre, 9 heures du matin.* — Au moment où nous l'examinons le malade a un accès de fièvre paludéenne. — T. $38^{0}5$.

Homme peu robuste, teint pâle un peu terreux, muqueuses décolorées, conjonctives légèrement subictériques, pas d'œdème des membres inférieurs, ni de la peau du scrotum. Depuis hier, il sent venir son accès. Sentiment de lassitude générale, bâillements, lorsque à 7 heures ce matin il a été pris par des frissons. Maintenant la peau est moite. Le malade se plaint d'être *angoissé*, sans qu'il puisse bien en préciser la cause, cependant il lui semble qu'il *étouffe*, *que sa cage thoracique est immobile.* De temps en temps il fait de *longues inspirations* comme s'il lui *manquait de l'air.*

*Cœur.* — Pas de voussure précordiale. On aperçoit très bien la pointe battant dans le cinquième espace intercostal et dans la ligne axillaire. Cette pointe frappe violemment contre la paroi thoracique : on voit les régions apexienne, sus-apexienne ainsi que la partie inférieure de la région mésocardiaque se soulever à chaque révolution du cœur. La sensation donnée par le choc de la pointe est diffuse.

La percussion donne le cardiogramme que nous reproduisons sur la planche n° 1. Un simple coup d'œil jeté sur le tracé indique une dilatation droite. Les chiffres, donnant les distances de la pointe et du bord de l'oreillette droite à la ligne médio-sternale XY, prise comme point de repère et servant de ligne des ordonnées expriment bien la valeur approximative de cette ectasie droite :

Longueur *A B :* distance de la pointe à la ligne médio-sternale = 11 cent.

Longueur *C D :* distance du bord de l'oreillette droite à la ligne médio-sternale = 3 cent. 7.

La percussion indique un fort débord de l'oreillette droite par rapport au bord droit du sternum. La matité absolue du cœur est énorme : 7 cent. de longueur sur 5 cent. de hauteur.

A l'auscultation : à la pointe les bruits sont sourds, mal frappés, pas de souffle. Dans la région mésocardiaque près du bord gauche du sternum, on perçoit un souffle doux méso-systolique ne se propageant pas et variant avec les moments de la repiration. Rien à l'appendice xyphoïde. Dans la zone basilaire, au niveau de l'infundibulum pulmonaire : *retentissement diastolique du second bruit*, s'atténuant en se dirigeant vers la région préaortique, où le claquement sigmoïdien est normal.

*Pouls :* mou, dépressible, légèrement dicrote. P : 97.

*Foie :* gros, bord supérieur, dans le cinquième espace intercostal, bord inférieur, dans la ligne mamelonnaire, dépasse de deux travers de doigt les fausses côtes.

*Rate :* augmentée de volume, 13 cent. de hauteur.

*Rein :* ni albumine, ni sucre : pigment biliaire net par acide azotique.

*Appareil digestif :* langue légèrement saburrale, pas d'appétit, diarrhée.

*Poumon :* rien de particulier.

18 *septembre, 4 heures de l'après-midi.* — Quatre heures après l'accès, T. = 36°5.

Le malade est couché et paraît tranquille, cependant de temps en temps il a des accès de palpitations. Ayant dans la journée descendu un escalier, en remontant, il a été pris d'essoufflement et de battements de cœur très violents. Les symptômes angineux ont disparu.

*Cœur.* — Pointe bat un peu au-dessous du quatrième espace intercostal, en dedans de la ligne mamelonnaire. Le choc de la pointe est à peine perceptible ; on est obligé de faire asseoir le malade et de le faire pencher en avant pour le bien sentir. Plus de soulèvement des régions cardiaques apexienne et sus-apexienne.

La percussion donne le deuxième cardiogramme de la pl. I. A la simple inspection du tracé on voit que il n'y a plus de dilatation droite et en effet nous avons les longueurs suivantes :

Longueur *A B :* distance de la pointe à la ligne médio-sternale = 9 cent. 6.

Longueur *C D :* distance du bord de l'oreillette droite à la ligne médio-sternale = 3 cent.

L'oreillette droite dépasse très légèrement le bord droit du sternum.

La petite matité cardiaque n'est plus que de 4 cent. 1/2 de hauteur sur 5 cent. de largeur.

A l'auscultation, les bruits sont bien frappés à la pointe. Le souffle de la région mésocardiaque constaté pendant l'accès a subsisté. *Il n'y a plus de retentissement diastolique du second bruit à la pulmonaire.* A l'aorte et à la pulmonaire les deux bruits ont leur éclat normal, la même intensité.

*Pouls :* normal, régulier, P. 75.

*Foie.* — Bord supérieur dans le cinquième espace intercostal, bord inférieur, dans la ligne mamelonnaire, dépasse à peine les fausses côtes.

*Rate.* — Encore un peu grosse : 12 cent. de hauteur.

*Rein.* — Rien de particulier ainsi qu'au poumon normal.

*Tube digestif.* — Même état que pendant l'accès.

*Superposition des cardiogrammes I et II, représentée dans la cinquième figure de la planche I,* montre bien la dilatation du cœur. Elle indique aussi que dans l'accès paludéen, la pointe s'est abaissée, le bord supérieur du foie restant le même. Cet abaissement de la pointe indique l'ectasie gauche concomitante à l'ectasie droite du cœur.

Si maintenant nous comparons les longueurs prises comme points de repère dans nos cardiogrammes, nous avons des chiffres qui deviennent très significatifs :

| | | |
|---|---|---|
| Longueurs exprimant la valeur de l'ectasie du cœur droit. | *Longueur AB*<br>Distance de la pointe à la ligne médio-sternale. | Pendant l'accès = 11 c.<br>Après l'accès = 9 c. 6. |
| | *Longueur CD*<br>Distance du bord de l'oreillette droite à la ligne médio-sternale. | Pendant l'accès = 3 c. 7.<br>Après l'accès = 3 c. |

*19 septembre 1896, 8 heures du matin.* — Nouvel accès de paludisme. T. 38°8.

Anorexie complète la veille au soir. Insomnie, bâillements, envies de vomir : tels sont les symptômes présentés cette nuit, lorsque vers 7 heures ce matin il a été pris par des frissons. Alors, les symptômes angineux d'hier ont de nouveau apparu, cependant ils ne sont pas identiques, *il étouffe encore,* mais en plus il éprouve une *sensation de chaleur à l'épigastre.* L'attitude générale du malade exprime la terreur, l'*angoisse.*

*Cœur.* — La pointe bat dans la ligne axillaire, elle soulève fortement la paroi thoracique, indiquant de l'éréthisme cardiaque. La sensation donnée par le choc de la pointe est assez diffuse.

La percussion donne un cardiogramme (*cardiogramme n° 3, pl. I*) indiquant nettement une ectasie droite. En effet :

Longueur AB : distance de la pointe à la ligne médio-sternale = 11 cent.

Longueur CD : distance du bord de l'oreillette droite à la ligne médio-sternale = 3 cent. 6.

En comparant ce cardiogramme avec le tracé n° 1 on voit qu'on a une dilatation similaire, peut-être un peu plus forte : en effet ici la surface totale est de 124 cent.carrés 50, tandis que dans le premier cas, elle n'était que de 118 cent. carrés 27. La matité absolue du cœur est devenue énorme, près de 8 cent. de longueur sur 5 de hauteur.

A l'auscultation, région mésocardiaque, souffle méso-systolique; à la pulmonaire retentissement diastolique du second bruit.

*Pouls.* — Filiforme, petit. P. 105.

*Foie.* — Bord supérieur, cinquième espace intercostal. Bord inférieur dépasse de deux travers de doigt les fausses côtes.

*Rate.* — 14 cent. 1/2 de hauteur.

*Rein.* — Toujours du pigment biliaire dans les urines.

*Poumon.* — Normal.

*19 septembre 1896, 3 heures 1/2 du soir.* — 5 heures après l'accès. Le malade est très faible, pâle, toujours les conjonctives légèrement subictériques. A part une sensation générale de lassitude, ne ressent aucun malaise. T. $36^{0}4$.

*Cœur.* — Plus d'éréthisme cardiaque, pointe peu sensible, bat dans le cinquième espace. La percussion donne un quatrième cardiogramme et les longueurs suivantes :

Longueur AB = 9 cent.
Longueur CD = 2 cent. 7.

La matité absolue du cœur est plus petite, elle n'est plus que de 5 cent. 1/2 de hauteur sur 5 de longueur. La surface du cœur n'est plus que de 89 cent. carrés 64.

A l'auscultation le souffle mésocardiaque a disparu, *plus*

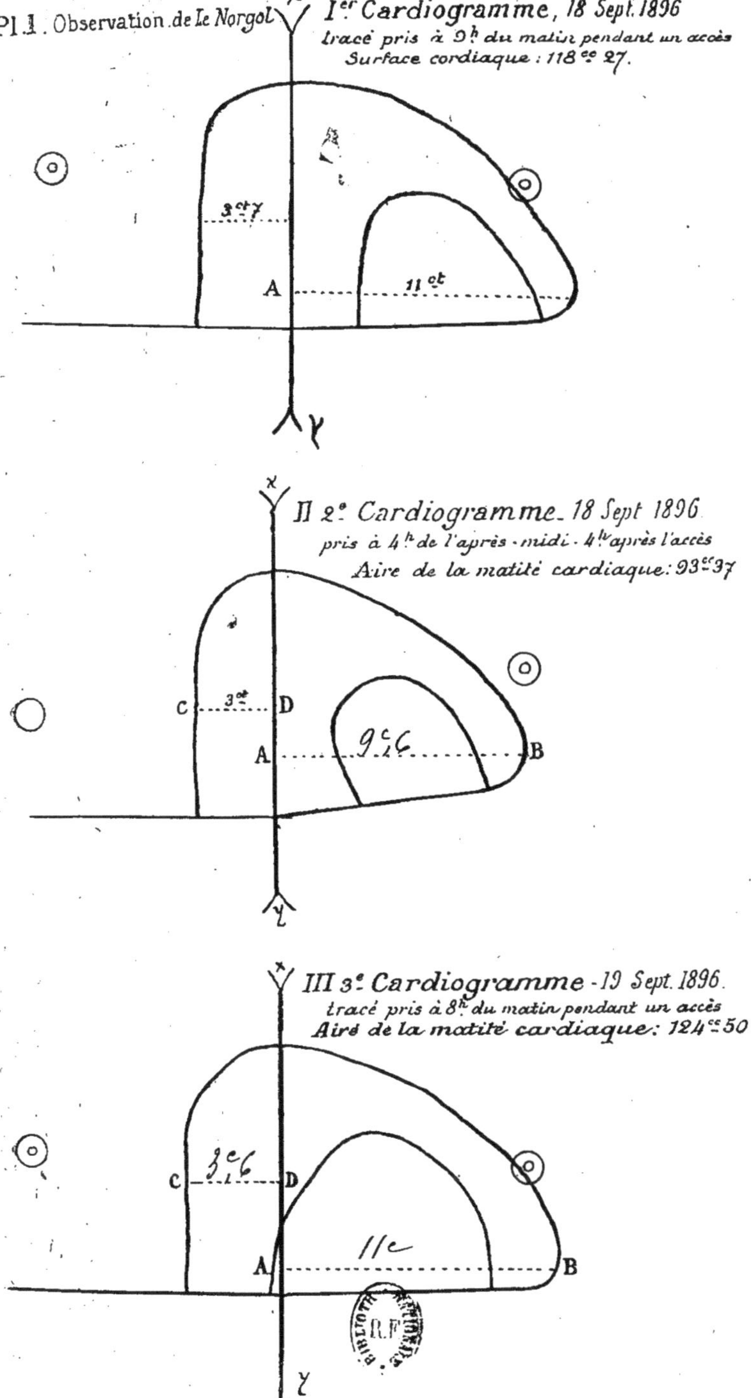


**NOTA.** — Tous les cardiogrammes sont réduits au tiers.

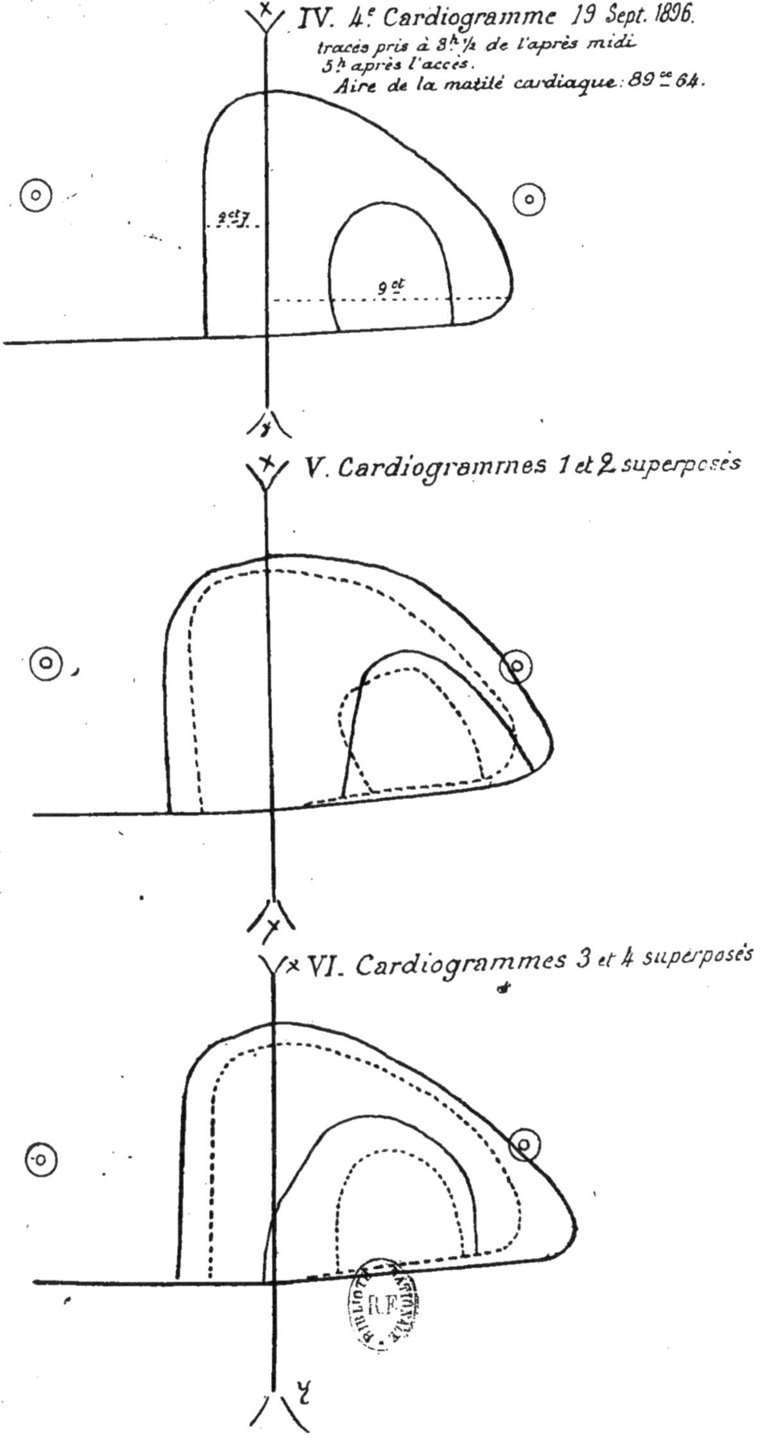
x
IV. 4e Cardiogramme 19 Sept. 1896.
tracés pris à 3h ½ de l'après midi
5h après l'accès.
Aire de la matité cardiaque: 89 cc 64.
9 ct 7
9 ct
y
x
V. Cardiogrammes 1 et 2 superposés
y
x
VI. Cardiogrammes 3 et 4 superposés
y

*de retentissement diastolique du second bruit à la pulmonaire.*

*Pouls.* — Régulier. P. 70.

*Foie.* — Bord supérieur, dans le cinquième espace intercostal, le bord inférieur dépasse d'un travers de doigt les fausses côtes.

*Rate.* — 13 cent. de hauteur.

*Superposition des cardiogrammes 3 et 4 représentée dans la sixième figure de la planche I.*

Elle indique bien l'ectasie droite par comparaison, la pointe est abaissée, indiquant une dilatation gauche.

Le tableau suivant indique le rapport entre les deux cardiogrammes.

| | | | |
|---|---|---|---|
| Longueurs exprimant la valeur de l'ectasie du cœur droit. | *Longueur AB*<br>Distance de la pointe à la ligne médio-sternale. | Pendant l'accès | = 11 c. |
| | | Après l'accès | = 9 c. |
| | *Longueur CD*<br>Distance du bord droit de l'oreillette droite à la ligne médio-sternale. | Pendant l'accès | = 3 c. |
| | | Après l'accès | = 2 c. |

## OBSERVATION II (personnelle)

Brest. — Hôpital de la marine. — Salle 1 bis

*Impaludisme. — Deux accès à l'hôpital de Brest : dilatation aiguë du cœur, accentuation du second bruit à l'infundibulum pulmonaire. — Palpitations, arythmie, accélération du pouls. — Symptômes angineux.*

Rab... (Pierre), 24 ans, engagé dans l'artillerie de marine, entré à l'hôpital pour cataracte. Rien de particulier dans ses antécédents personnels et héréditaires.

C'est sur la Côte d'Ivoire qu'il a eu son premier accès, qui a duré deux heures. Cet accès a eu, comme prodromes, des vomissements, des palpitations et il a été accompagné par les phénomènes angineux suivants : sensation de constriction à l'épigastre, fourmillements à la région précordiale, sensation d'étouffement. Par ailleurs, l'accès était typique avec trois stades. Il y a eu encore sur la Côte un autre accès similaire, puis son état s'est amélioré par le quinquina. Embarqué pour être rapatrié, à bord de *la Plata*, rien à signaler durant la traversée. De retour à Brest, il entre à l'hôpital de la marine pour se faire opérer de la cataracte, et là, le 9 septembre, il a vers quatre heures du soir un accès accompagné de bâillements, de tiraillements de l'estomac, de sensation d'étouffement, de crises de palpitations.

*11 septembre 1896.* — Température normale.

Le malade ne semble pas très anémié, les conjonctives sont légèrement subitériques.

*Cœur.* — Pas de voussure précordiale, la pointe bat dans le quatrième espace, en dedans de la ligne mammelonnaire, à 9 cent. de la ligne médio-sternale. Le choc est normal.

A la percussion (Cardiogramme n° 1), on a un tracé normal : pointe relevée par le foie. On a les longueurs suivantes :

Longueur $AB$ : 9 cent.
Longueur $CD$ : 2 cent. 8.

Léger débord de l'oreillette droite par rapport à la ligne médio-sternale.

L'aire de la matité cardiaque est de 79 cent. 68.

La matité absolue du cœur est de 6 cent. de longueur sur 4 de hauteur.

A l'auscultation, bruits un peu voilés mais normaux, souffle mésosystolique, ayant tous les caractères anorganiques, disparaissant dans la position verticale, ne se propageant pas et modifiable par la respiration. Rien à signaler à la région basilaire.

*Pouls.* — Fortement ralenti, un peu tendu. P. 46.

*Foie.* — Dépasse de deux travers de doigt le rebord des fausses côtes, lobe gauche fortement hypertrophié.

*Rate.* — Enorme, 15 cent. de hauteur.

*Rein.* — Ni albumine, ni sucre. Pigment biliaire.

Rien à signaler au tube digestif et aux poumons.

*12 septembre 1896.* — Accès de 38° 4.

Le malade est en plein accès, il en a été averti par des démangeaisons, une lassitude générale accompagnée d'anorexie. Il est pâle, point d'œdème aux malléoles, ni au scrotum. Il se plaint d'un point douloureux au niveau de la région apexienne. Il souffre à l'*épigastre* d'une *sensation de brûlure,* qui lui est très pénible. De temps en temps il bâille et alors il éprouve comme un *tiraillement à l'estomac avec un sentiment de constriction des massèters.* Quelques vomissements bilieux. Tous ces symptômes rappellent bien l'accès décrit par M.Laveran, sous le nom d'accès gastralgique. Enfin pour terminer, quelques vertiges. Les ongles sont légèrement ardoisés (signe de l'ongle.)

*Cœur.* — Eréthisme cardiaque, à chaque fin de diastole la paroi précardiaque est légèrement soulevée, la sensation donnée par la pointe est diffuse. Cette pointe bat dans la ligne mamelonnaire, dans le cinquième espace.

La percussion donne le cardiogramme n° 2, indiquant une ectasie droite en même temps qu'une légère dilatation gauche, car la pointe s'est abaissée. Nous avons les longueurs suivantes :

Longueur *A B* : 11 cent.

Longueur *C D* : 3 cent. 6.

La petite matité du cœur est légèrement augmentée : 7 cent. de longueur sur 4 cent. de hauteur.

A l'auscultation : *retentissement diastolique du second bruit à la pulmonaire.* Ce second bruit est pour ainsi dire en coup de marteau. Rien à l'aorte. Le souffle mésosystolique constaté hier est plus intense et s'entend mieux aujourd'hui à la région mésocardiaque qu'à la pointe.

*Pouls.* — Mou. P. 110.

*Foie.* — Dépasse de quatre travers de doigt les fausses

côtes, il est un peu remonté. Légèrement douloureux à la pression. Ballonnement du ventre. Hypochondre droit soulevé, et le malade y ressent une sensation de pesanteur.

*Rate.* — 16 cent. de hauteur.

*Rein.* — L'analyse donne les mêmes résultats qu'hier.

*Poumons.* — Quelques râles de congestion aux deux bases.

*Tube digestif.* — Langue saburrale, vomissements.

*14 septembre 1896.* — Pas d'accès depuis le 12, le malade s'est levé, il a eu quelque palpitations. Conjonctive un peu jaunâtre. Etat général bon.

*Cœur.* — Bruits du cœur normaux, un peu sourds à la pointe. A la région sus-apexienne, le souffle subsiste toujours. *Plus de retentissement diastolique à la pulmonaire.* La pointe est remontée dans le quatrième espace.

La percussion a donné le tracé n° 3 et les longueurs suivantes :

Longueur *A B* : 9 cent. 6.
Longueur *C D* : 3 cent.

L'aire de la matité cardiaque est de 83 cent. 32.

*Pouls.* — 60 pulsations. Normal.

*Foie.* — Encore un peu douloureux, dépasse de trois travers de doigt les fausses côtes. Bord supérieur descendu de 1 cent.

*Rate.* — Toujours grosse ; 14 cent. de hauteur.

*Rein. Poumons.* — normaux.

**Tableau comparatif des cardiogrammes entre eux**

| | | |
|---|---|---|
| Longueurs exprimant la valeur de l'ectasie du cœur droit. | *Longueur AB*<br>Distance de la pointe à la ligne médio-sternale. | Avant l'accès : 9 cent.<br>Pendant l'accès : 11 cent.<br>Après l'accès : 9 cent. 6. |
| | *Longueur CD*<br>Distance du bord de l'oreillette droite à la ligne médio-sternale. | Avant l'accès : 9 cent. 6.<br>Pendant l'accès : 3 cent. 6.<br>Après l'accès : 3 cent. |

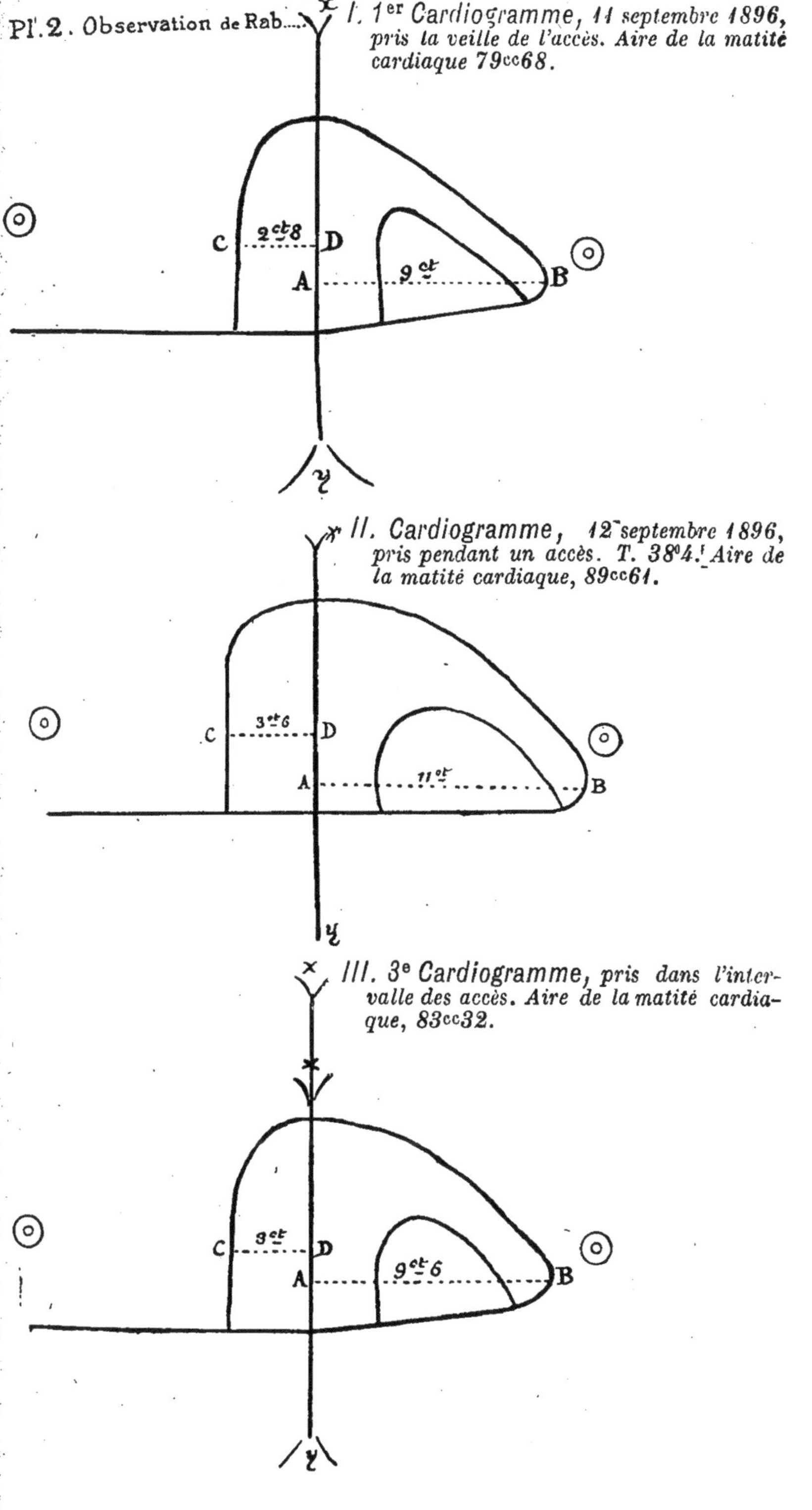
Pl. 2. Observation de Rab....
I. 1er Cardiogramme, 11 septembre 1896, pris la veille de l'accès. Aire de la matité cardiaque 79cc68.
x
C
2ct8
D
A
9ct
B
y
II. Cardiogramme, 12 septembre 1896, pris pendant un accès. T. 38°4. Aire de la matité cardiaque, 89cc61.
x
C
3ct6
D
A
11ct
B
y
III. 3e Cardiogramme, pris dans l'intervalle des accès. Aire de la matité cardiaque, 83cc32.
x
C
3ct
D
A
9ct6
B
y

L'ectasie gauche est légère : elle nous est exprimée par l'abaissement de la pointe, qui pendant l'accès, est venue battre du quatrième dans le cinquième espace intercostal.

## OBSERVATION III (personnelle)

Lyon. — Hôpital Desgenettes. Salle 6 n°15

*Paludisme chronique. — Anémie assez intense — Hypermégalie de la rate, hypertrophie du foie. — Plusieurs accès paludéens à l'hôpital Desgenettes. — Dilatation aiguë du cœur droit et du cœur gauche. — Dédoublement du second bruit à la base — Insuffisance tricuspidienne fonctionnelle. — Accélération du pouls et arythmie. — Symptômes angineux mais peu accusés.*

James, Louis, 200° de ligne, soldat de deuxième classe, Rapatrié de Madagascar, où il a contracté les fièvres paludéennes, il entre à l'hôpital Desgenettes, le 7 décembre 1895 pour « paludisme chronique et anémie consécutive ». Il a eu à Madagascar de nombreux accès. D'une façon générale pendant ces accès, il dit avoir ressenti : 1° de violentes palpitations, excessivement douloureuses, 2° de l'arythmie. Il lui semblait que son cœur s'arrêtait, et il entrait dans une crise d'angoisse très pénible, sous le coup de laquelle il se trouvait encore, une fois l'accès passé, et qu'il redoutait, lorsqu'il revenait. A l'hôpital Desgenettes, accès très fréquents.

*21 mai 1896.* — Température : 36°5. Le malade est fortement anémié, muqueuses décolorées, conjonctives légèrement jaunâtres. Ventre ballonné, on sent très bien le foie et la rate qui sont énormes. Pas d'œdème des malléoles.

*Cœur.* — On sent la pointe qui bat dans le quatrième espace, en dedans de la ligne mamelonnaire.

La percussion nous donne le cardiogramme n° 1 et les longueurs suivantes :

Longueur $AB = 8$ cent.
Longueur $CD = 3$ cent.

L'oreillette droite ne dépasse par le bord droit du sternum. L'aire de la matité cardiaque est de 65 c. carrés. 07.

A l'auscultation, à la pointe on entend un souffle méso-systolique, ce souffle naît sur place et ne se propage pas. Le second bruit est normal. Rien à la tricuspide. A la pulmonaire, ou plutôt au niveau de la région mésocardiaque on entend encore un souffle : ce souffle est assez intense, il commence après le premier bruit et est dû, comme celui trouvé à la pointe, aux lames cardio-pulmonaires. Le second bruit à l'infudibulum est un peu éclatant. Rien de particulier à l'aorte.

*Vaisseaux.* — Souffle dans les jugulaires, pas de pouls veineux, souffle oculaire.

*Pouls.* — Faible, dicrote. P. 60.

*Foie.* — Hypertrophié, dépasse de quatre travers de doigt les fausses côtes ; bord supérieur sur la ligne mamelonnaire, dans le troisième espace.

*Rate.* — Enorme, déborde largement les fausses côtes, hauteur 16 cent.

*Rein.* — Ni albumine, ni sucre. Pigments biliaires.

*Poumons.* — Râles de bronchite, disséminés dans les deux poumons.

*Tube digestif.* — Ni pendant, ni après les accès on n'a observé de vomissements ou de diarrhée.

*6 juin 1896.* — Accès de fièvre paludéenne. T. 38° 4.

L'accès s'est annoncé depuis ce matin par de la lassitude et un état inquiet particulier du malade. Accès typique. A noter le signe de l'ongle.

*Cœur.* — Pas de symptômes angineux, si ce n'est la simple sensation de plénitude. Le malade est calme et ne souffre pas. La pointe du cœur bat un peu en dehors de la ligne mamelonnaire, elle se soulève d'une façon diffuse. La pointe s'est abaissée, car elle bat dans le cinquième espace.

La percussion donne le cardiogramme n° 2 et les longueurs suivantes :

Longueur *A B*. — 10 cent. 3;
Longueur *C D*. — 3 cent. 6.

L'abaissement de la pointe est fonction de l'ectasie gauche, se faisant parallèlement.

La recherche de la petite matité indique que le poumon a été fortement refoulé. En effet, au lieu d'avoir, ainsi que le 21 mai, comme petite matité, 6 cent. de longueur sur 3 cent. 1/2 de hauteur, on a 7 1/2 sur 5.

L'aire de la matité cardiaque s'est élevée à 104 cent. carrés 58.

A l'auscultation, *on entend à la pointe un souffle systolique*, ne se propageant pas dans l'aisselle (où l'on entend les deux bruits normaux), ne s'entendant pas dans la colonne vertébrale, ni à la pointe de l'omoplate. *Ce souffle a son foyer au niveau de l'appendice xyphoïde*, il est nettement intracardiaque, il est en jet de vapeur, modifiable ni par la respiration, ni par la position du malade. A la base, au niveau de l'infundibulum pulmonaire, *dédoublement du second bruit :* ce dédoublement est *constant*.

*Pouls*. — Pouls veineux très net à la jugulaire. C'est un *pouls veineux vrai* parce qu'il présente les caractères suivants : 1° en mettant la main sur la radiale et en regardant la veine on voit que celle-ci s'affaisse avant le pouls radial ; 2° en mettant un index de papier sur la jugulaire, on constate que la dilatation du vaisseau est lente et sa descente assez brusque ; 3° en vidant la veine avec le doigt, elle se remplit à nouveau immédiatement. On n'a donc pas affaire ici à un mouvement communiqué ni par les vaisseaux artériels, ni par l'oreilletts droite exagérant son action.

A la radiale, le pouls est mou et petit. P. 90.

*Foie*. — Enorme, il dépasse de près de cinq travers de

doigt les fausses côtes, son bord supérieur est remonté : au lieu d'être à 5 cent. du mamelon, comme il l'était le 21 mai, il n'est plus distant que de 4 cent. Le malade éprouve une sensation de pesanteur dans l'hypochondre droit. A la pression, le foie est légèrement douloureux.

*Rate.*— Hypertrophiée, elle descend presque jusque dans la fosse iliaque, à la palpation on la sent très nettement.

*Rein.* — Pigments biliaires.

*Poumons.* — Râles de bronchite dans toute la hauteur du poumon tenant à la bronchite chronique dont est affecté le malade. Quelques râles de congestion aux bases.

*7 juin*, 8 heures 1/2 du matin. Quatorze heures après l'accès. Malade faible, couleur terreuse, quelques accès de palpitation pendant la nuit.

*Cœur.* — Depuis hier la pointe a remonté. On ne la sent presque pas. Elle bat en dedans de la ligne mamelonnaire. La percussion fournit le cardiogramme n° 3, avec les longueurs :

Longueur *A B.* — 8 cent.
Longueur *C D.* — 3 cent. 1/2.

La petite matité n'est plus que 7 cent. de longueur sur 3 de hauteur.

L'aire de la matité cardiaque est de 68 cent. c. 47.

A l'auscultation, le souffle tricuspidien ne se fait plus entendre, on trouve dans la région sus-apexienne un souffle nettement mésosystolique. Dans la région préapexienne on entend les deux bruits normaux un peu sourds. Bruits normaux à la base, plus de dédoublement à la pulmonaire.

*Pouls.* — Faux pouls veineux communiqué par les battements des carotides.

Pouls radial : régulier mais un peu lent. P. 60.

Rien à signaler par ailleurs : la rate et le foie sont toujours congestionnés.

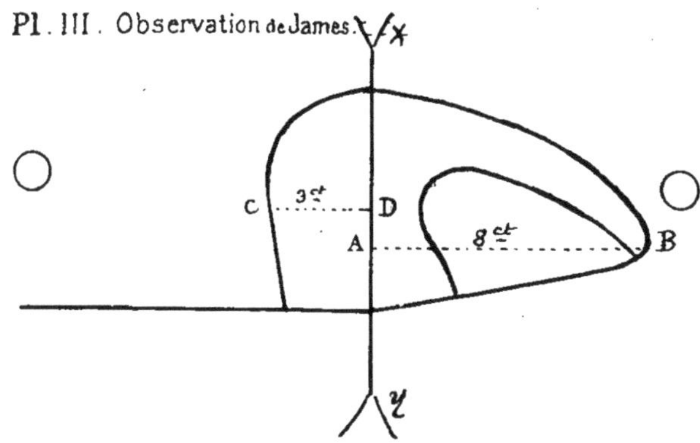


*I.* 1er Cardiogramme, *21 mai 1896. Tracé pris pendant l'intervalle des accès.*
*Aire de la matité cardiaque : 65cc07.*

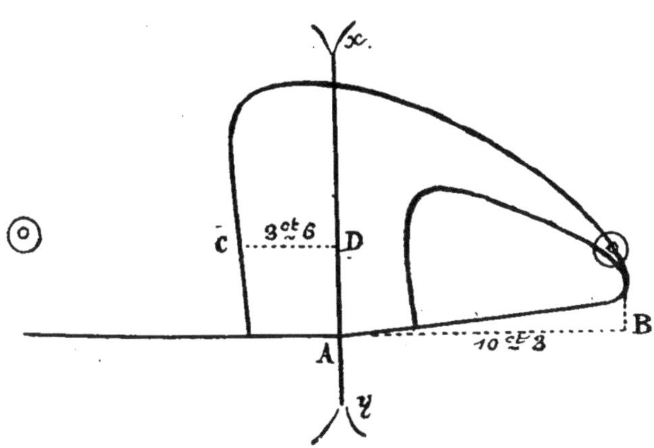


*II.* 2e Cardiogramme, *6 juin 1896. Accès à 5 h. du soir. Tracé pris pendant l'accès.*
*Aire de la matité cardiaque : 104cc58.*

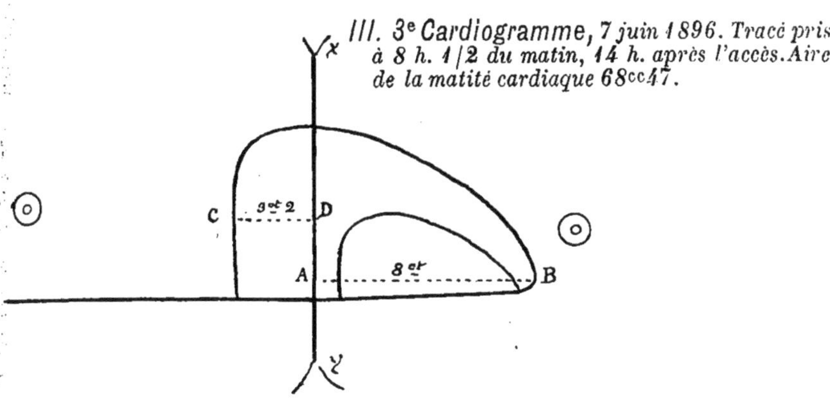


*III. 3e Cardiogramme, 7 juin 1896. Tracé pris à 8 h. 1/2 du matin, 14 h. après l'accès. Aire de la matité cardiaque 68cc47.*

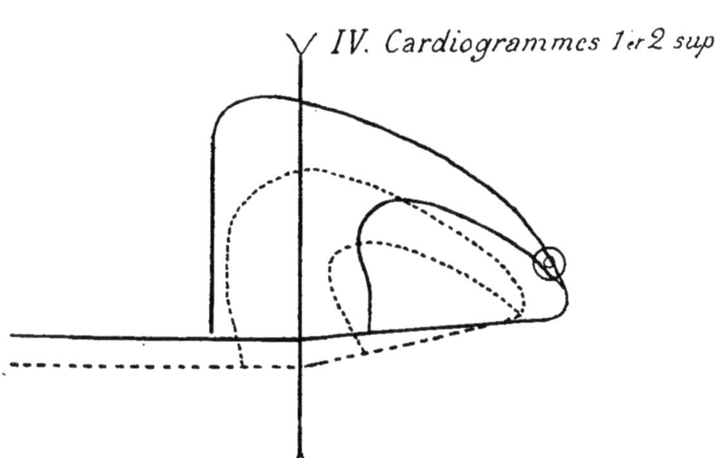

*IV. Cardiogrammes 1er 2 superposés*

**Comparaison des cardiogrammes entre eux**

| | | |
|---|---|---|
| Longueurs exprimant la valeur de l'ectasie du cœur droit. | *Longueur AB*<br>Distance de la pointe à la ligne médio-sternale. | Avant l'accès : 8 cent.<br>Pendant l'accès : 10 c. 3.<br>Après l'accès : 8 cent. |
| | *Longueur CD*<br>Distance de la ligne médio-sternale au bord droit de l'oreillette droite | Avant l'accès : 3 cent.<br>Pendant l'accès : 3 c. 6.<br>Après l'accès : 3 cent. 2. |

L'ectasie gauche est légère, car il n'y a que très peu d'abaissement de la pointe.

## OBSERVATION IV (personnelle)

Lyon. — Hôpital Desgenettes. Salle 18 n° 24

*Impaludisme chronique — Nombreux accès de fièvre — Dilatation aiguë du cœur, retentissement diastolique du second bruit. — Palpitations, accélération du pouls. Symptômes angineux. — Souffle à la pointe, pris pendant l'intervalle des accès pour un souffle d'insuffisance mitrale et disparaissant pendant l'accès paludéen.*

Dumas, infirmier major 4ᵉ infanterie de marine. Pas d'antécédents héréditaires, comme antécédents personnels fièvre typhoïde à l'âge de 17 ans. De 10 à 14 ans, étant sujet à des palpitations et à des crises d'étouffement, à propos d'efforts ou de courses, il a été traité pour une maladie de cœur. Depuis s'est bien porté et n'a ressenti aucun malaise, ni aucun trouble circulatoire, aussi en 1892 il est pris comme engagé volontaire, pour quatre ans. Parti pour Madagascar, au mois de janvier 1896 il contracte les fièvres. Le premier accès a été accompagné d'un épistaxis abondant, d'hématémèse, de mælena et d'hématurie. Traité d'abord comme typhique on ne tarde pas à s'apercevoir qu'il était atteint d'accès de fièvre palustre. Durant vingt-trois jours, il a une température excessivement forte, vers le soir il délirait et avait toujours de temps en temps des épitasxis et des hématuries. Après cette période de vingt-trois jours, il reste à Diégo-Suarez, à l'hôpital où tous les deux ou trois jours il a de nouveaux accès de fièvre. Rapatrié par *l'Amazone* le 7 mars, il fait un séjour de treize jours à l'hôpital de Marseille, puis il est envoyé à Toulon, où il a toujours des accès de fièvre. Le 19 avril, étant en convalescence à Lyon, il fait un premier séjour à l'hôpital Desgenettes, subit le traitement aux injections de quinine. Envoyé encore en convalescence, il rentre le 17 septembre de nouveau à l'hôpital militaire, où il a plusieurs accès.

*7 octobre 1896*. — Pas d'accès depuis le premier octobre. Malade fortement musclé, mais teint pâle, conjonctives jaunâtres, anémie prononcée ; sensation de faiblesse généralisée accusée par le malade. Ventre ballonné, hypochondre droit tuméfié ; pas de veines indiquant une circulation collatérale, au niveau de la région hépathique et ombilicale. Pas d'œdème des membres inférieurs ni de la peau du scrotum.

*Cœur*. — C'est avec beaucoup de peine qu'on sent la pointe battant dans le troisième espace intercostal, à 10 cent. 7 de la ligne médio-sternale, en dedans de la ligne mamelonnaire. Pas de voussure précordiale, pas de frémissement.

La percussion donne un tracé normal et les longueurs suivantes :

Longueur $AB = 10$ cent. 7.
Longueur $CD = 2$ cent. 3.

La petite matité du cœur est de 4 cent. 3 de hauteur sur 5 1/2 de largeur.

L'aire de la matité cardiaque est de 65 cent. carrés 81.

A l'auscultation on entend un souffle rude en jet de vapeur

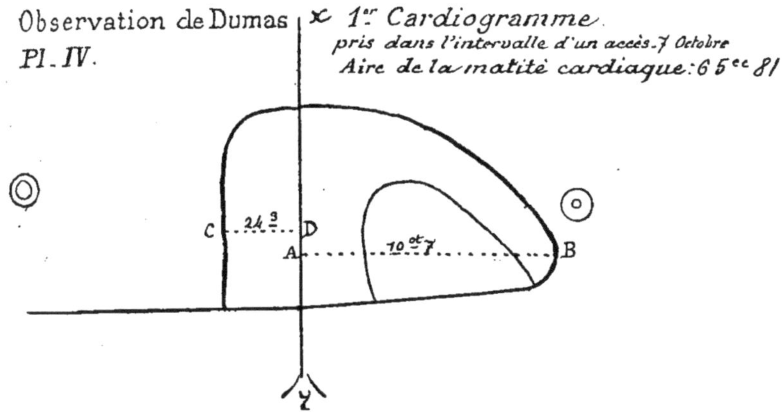
Observation de Dumas
Pl. IV.
x 1er Cardiogramme
pris dans l'intervalle d'un accès. 7 Octobre
Aire de la matité cardiaque: 65cc 81
C
24 3
D
A
10ct 7
B
Y

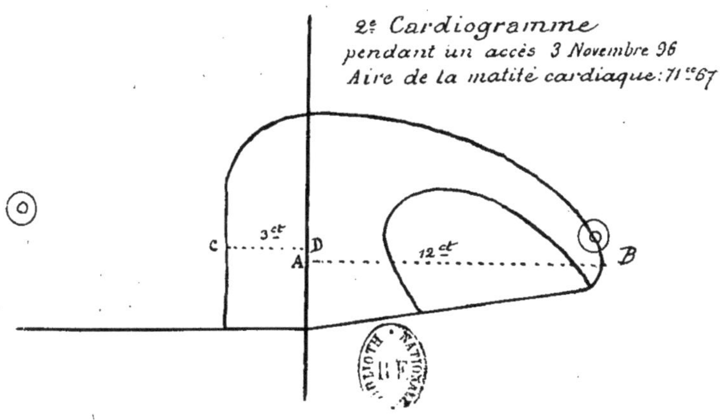
2e Cardiogramme
pendant un accès 3 Novembre 96
Aire de la matité cardiaque: 71cc 67
C
3ct
D
A
12ct
B

3e Cardiogramme

*Après l'accès 4 novembre 1896*

*Aire de la matile cardiaque 66,23*

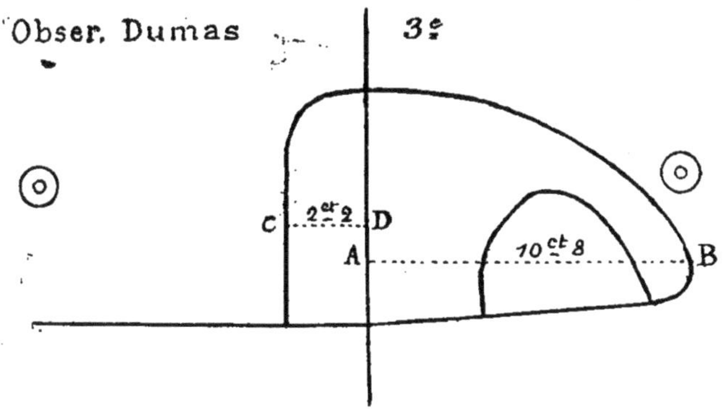


Cardiogrammes 1 et 2

*superposés*

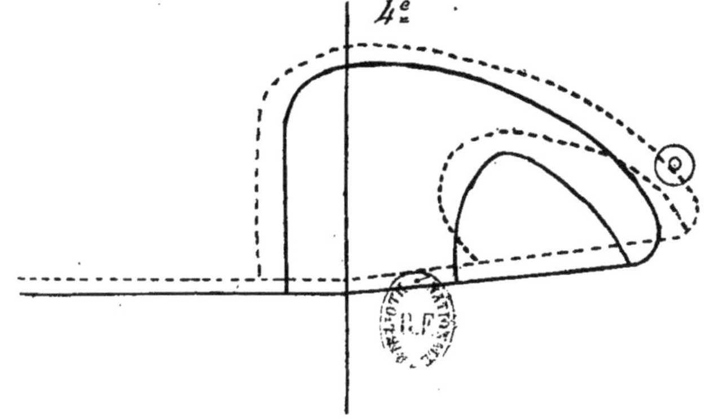

à la pointe. Ce souffle semble être intracardiaque; car il se propage dans, l'aisselle, il correspond au premier bruit et couvre une partie du petit silence. Rien à l'appendice xyphoïde. A la pulmonaire, dédoublement inconstant. Rien à l'aorte.

*Pouls.* — Normal. — P. 72.

*Foie.* — Enorme. Dans la ligne mamelonnaire 16 cent. de hauteur. Pas douloureux, mais sensation de pesanteur dans l'hypochondre droit.

*Rate.* — 15 cent. de hauteur. On la sent très nettement débordant largement les fausses côtes.

*Rein.* — Ni albumine, ni sucre.

*Poumon.* — Normal.

*3 novembre 1896.* — Accès paludéen.

Le malade est *angoissé*, le teint est terreux, les lèvres cyanosées. Il lui manque de l'air, il a de la peine à respirer, il lui semble qu'il étouffe, qu'il a un poids énorme sur la poitrine. La poitrine est hyperesthésiée, surtout au niveau de la région mésocardiaque, et à la palpation l'appendice xyphoïde est douloureux. Trois ou quatre vomissements bilieux. Signe de l'ongle très net. Palpitations.

*Cœur.* — Choc de la pointe dans le cinquième espace, en dehors de la ligne mamelonnaire. Le choc est peu sensible et le soulèvement de la paroi thoracique est localisé à la région apexienne.

La percussion donne le tracé n° 2, et les longueurs suivantes :

Longueur *AB* : 12 cent.
Longueur *CD* : 3 cent.

On a donc une ectasie droite.

La petite matité est de 4 cent. 5 de hauteur pour 7 de largeur.

L'aire de la matité cardiaque est de 71 c.c. 67.

A l'auscultation, le souffle systolique constaté le 7 octobre a disparu et on entend les deux bruits normaux un peu sourds. Rien à l'appendice xyphoïde. A l'infundibulum pulmonaire, deuxième bruit renforcé, mais pas très éclatant.

*Pouls.* — Petit, filiforme. P. 120.

*Foie.* — 17 cent. de hauteur dans la ligne mamelonnaire.

*Rate.* — Enorme, 18 cent.

*Poumon.* — Râles de eongestion aux deux bases.

*4 novembre 1896.* — Pas de fièvre.

Malade affaibli par son accès. L'examen des organes fournit les renseignements suivants :

*Cœur.* — On ne sent pas la pointe, qui est revenue en dedans de la ligne mamelonnaire.

La percussion donne un tracé similaire à celui qui a été pris avant l'accès :

Longueur *AB* : 10 cent. 8.
Longueur *CD* : 2 cent. 2.

La petite matité n'est plus que de 6 cent. de largeur sur 3 cent. de hauteur.

L'aire de la matité cardiaque est de 66 cent. carrés 23.

*Foie* et *Rate.* — Dans le même état qu'hier.

**Comparaison des cardiogrammes entre eux**

| | | |
|---|---|---|
| Longueurs exprimant la valeur de l'ectasie droite | *Longueur AB*<br>Distance de la pointe à la ligne médio-sternale. | Avant l'accès : 10 cent. 7.<br>Pendant l'accès : 12 cent.<br>Après l'accès : 10 cent. 8. |
| | *Longueur CD*<br>Distance du bord droit de l'oreillette droite à la ligne médio-sternale. | Avant l'accès : 2 cent. 3.<br>Pendant l'accès : 3 cent.<br>Après l'accès : 2 cent. 2. |

## OBSERVATION V

Lyon. — Hôpital militaire Desgenettes. Salle 18, n° 15.

*Paludisme. — Péricardite très probablement d'origine paludéenne. — Accès de malaria. — Cardiectasie droite et gauche. — Symptômes angineux. — Palpitations. — Irrégularité du pouls.*

Cottin Louis, 3e infanterie de marine, pas d'antécédents ni personnels (1) ni héréditaires. Parti au mois de novembre 1895 au Tonkin, le 20 mai 96 à Yen-Tink, il est pris pendant une marche de douleurs qui siégeaient au niveau des épaules. Durant deux jours ces douleurs persistent, il se sent fatigué, anorexie presque complète. Vers le soir du deuxième jour, il ressent de grands frissons, la température monte à 40°. Le lendemain il était abattu, il ne pouvait marcher sans être très essoufflé, et des crises de dyspnée intense et de palpitations survenaient à propos du moindre effort. Malgré une douleur anxieuse qui siégeait, en même temps, au niveau du sternum, il continue tant bien que mal à faire son service, lorsque, le 24 mai il est pris par des vomissements et le 25 éclate un nouvel accès de fièvre paludéenne typique. Alors il est évacué successivement sur les ambulances de Tuyen-Quang, de Vietri, puis le 7 juin il entre à l'hôpital de Hanoï, où il reste jusqu'au 25 du même mois. Là il eut plusieurs accès de fièvre remarquables parce qu'ils étaient accompagnés de crise d'asystolie passagère, crises qui ont depuis persisté parallèlement à chaque accès. Dès que ce dernier se déclarait,

(1) Nous publions tout au long cette observation parce que c'est un des cas rares où l'on puisse peut-être rattacher une péricardite à l'infection palustre. Nous avons cherché avec soin dans les antécédents de ce malade l'origine de cette péricardite, et nous n'avons pu trouver que le paludisme comme étiologie.

le malade était obligé de se mettre en orthopnée, angoissé par une constriction thoracique, presque angineuse, souffrant de palpitations et d'accès d'étouffement, survenant comme des crises de véritable asthme cardiaque. Concomitamment apparaissait un œdème des membres inférieurs remontant jusqu'aux cuisses. Embarqué à Haifou à bord du *Canton*, nouveaux accès présentant les mêmes symptômes d'asystolie passagère. De l'hôpital de Marseille, il est envoyé en convalescence à Lyon le 15 août. Il entre à l'hôpital Desgenettes, le 2 septembre, il souffrait de la fièvre depuis huit jours. D'après les renseignements que nous avons pu recueillir, voici une rapide description des accès qu'a eu le malade jusqu'au 8 octobre.

*20 septembre 1896.* — Accès de fièvre intense. Orthopnée. Battements de cœur tumultueux. Pulsations 66. Respiration 26.

Œdème des membres inférieurs. Deux crises d'étouffement, dont l'une suivie de syncope.

*28 septembre 1896.* — Nouvel accès, mêmes symptômes.

*30 septembre 1896.* — Encore un accès, la température monte jusqu'à 40°. Mêmes symptômes, une seule crise d'étouffement.

M. le médecin-major Boisson prend le tracé du cœur reproduit à la planche IV, cardiogr. n° 1.

*8 Octobre 1896.* — Jour où il nous est donné d'examiner le malade. Pas de fièvre depuis le 30 septembre.

*Cœur.* — Point de troubles fonctionnels, si ce n'est un peu d'oppression à l'occasion d'un effort. Rien du côté de la circulation périphérique, le pouls est normal, 70 pulsations à la minute.

Comme signes physiques nous avons une voussure précordiale à maximum du côté de la pointe que l'on voit battre d'une façon diffuse. A la palpation on sent très nettement un frottement péricardique au niveau de la région sus-apexienne proprement dite. Rien à la base.

Pl.V.

Cardiogramme 30 sept. 1896
Tracé pris pendant un accès
x I. 1er
C
3ct
D
A
10 ct 1/2
B
y
Cardiogramme 8 août 1896
Tracé pendant l'intervalle d'un accès
x II. 2e
C
2ct
A
D
8ct 3/4
B
y
x III Cardiogrammes 1 et 2 Superposés
abaissement de la pointe
pendant l'accès de 3ct 1/2
3ct 1/2
y

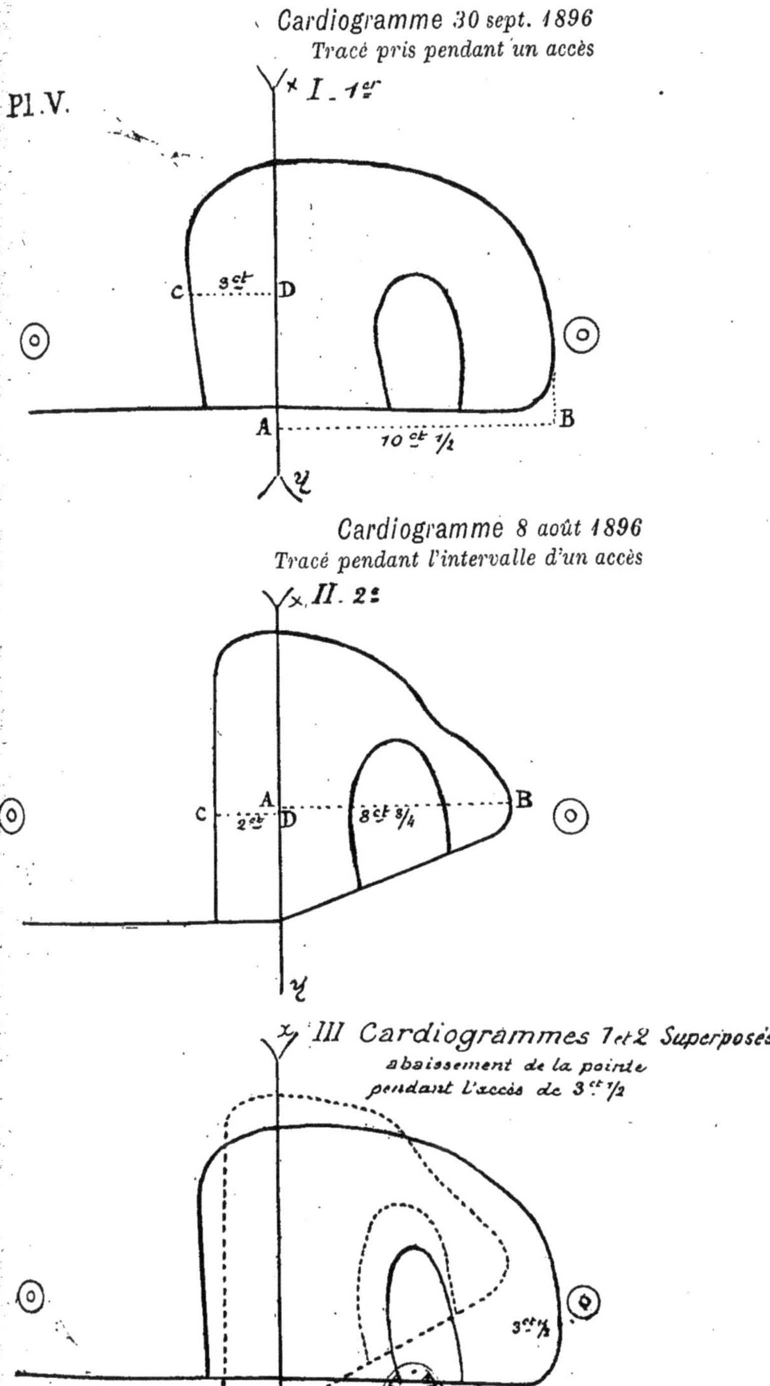

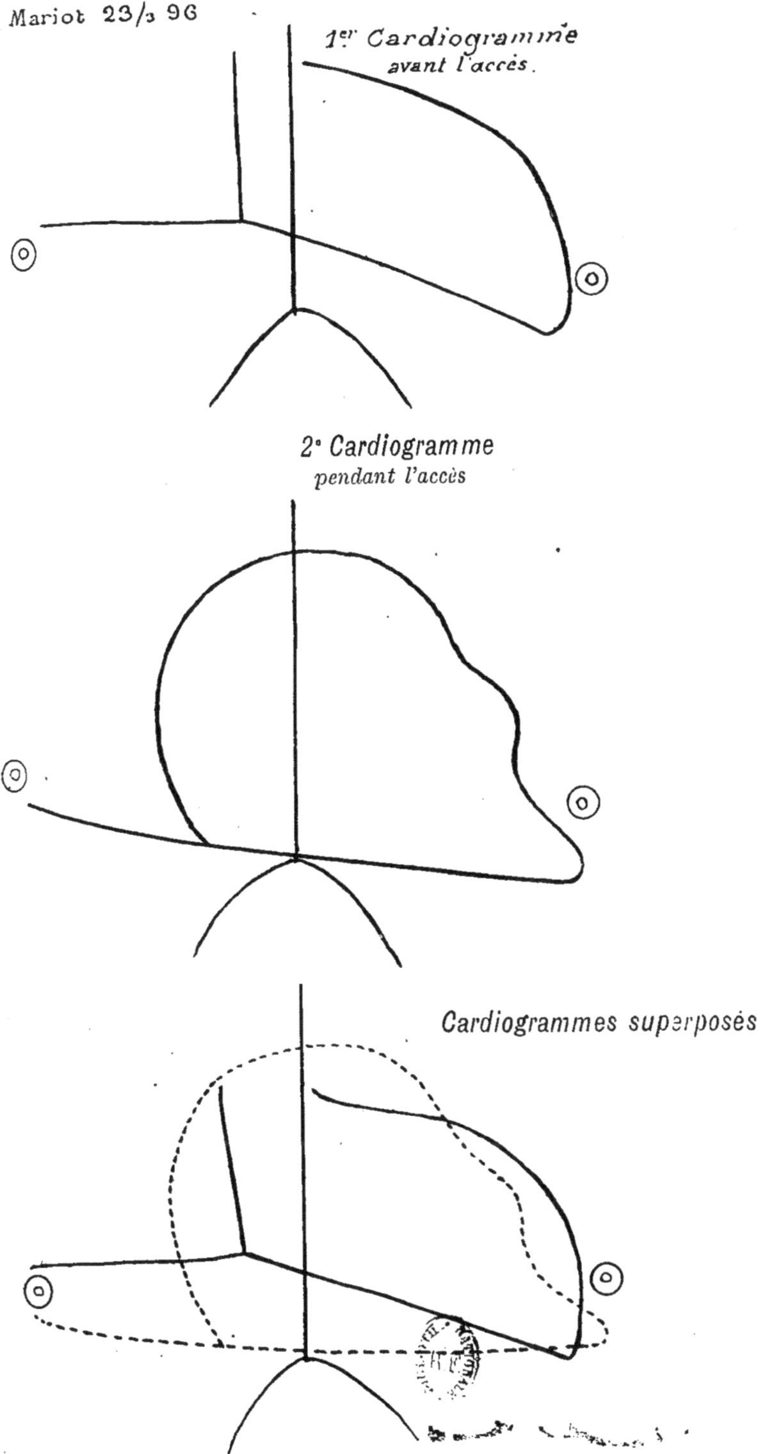
Mariot 23/3 96
1er Cardiogramme
avant l'accès.
2e Cardiogramme
pendant l'accès
Cardiogrammes superposés

La percussion nous donne une augmentation de la matité précordiale, qui s'élève en s'arrondissant vers la poignée sternale. De plus, encoche de Sibson, avec une matité générale affectant la forme d'une pyramide à base sternale. La matité absolue est légèrement augmentée d'étendue. La pointe bat dans le quatrième espace intercostal à 9 cent. de la ligne médio-sternale, elle est fortement déplacée en haut, par suite de la congestion du foie et de la rate par l'infection palustre.

A l'auscultation, à la région apexienne et sus-apexienne, naissant sur place et ne se propageant pas, le frottement péricardique ; bruit de cuir neuf de Laënnec. Ce frottement est constant dans la position d'Azoulay, dans la position horizontale, il semble légèrement augmenté dans la station debout. Son caractère rude et superficiel ne permet pas de le confondre avec aucun souffle. A la base : premier bruit un peu sourd, dédoublement constant du second bruit.

Tous ces symptômes permettent de faire le diagnostic ferme de péricardite.

*Poumon.* — Rien de particulier.

*Foie.* — Présente 14 cent. de hauteur dans la ligne mamelonnaire.

*Rate.* — Hauteur 17 cent., largeur 10 cent.

**Comparaison des deux cardiogrammes**

| | | |
|---|---|---|
| Longueurs exprimant la valeur de l'ectasie du cœur droit. | *Longueur AB*<br>Distance de la pointe à la ligne médio-sternale. | Pendant l'accès : 10 c. 1/2<br>Après l'accès : 8 cent. 1/2 |
| | *Longueur CD*<br>Distance du bord droit de l'oreillette droite à la ligne médio-sternale | Pendant l'accès : 3 cent.<br>Après l'accès : 2 cent. |

L'ectasie du cœur gauche est ici énorme, elle est bien exprimée par l'abaissement considérable de la pointe dans l'accès, ici cet abaissement n'est pas moins de 3 cent.

## OBSERVATION VI

(Due à l'obligeance de M. Boisson)

Lyon, hôpital Desgenettes

*Paludisme chronique — Accès: Dilatation aiguë du cœur.*

Nous n'avons pas de renseignements sur ce malade. La planche VI donne deux tracés pris avant et pendant l'accès.

---

# CHAPITRE PREMIER

## Cardiectasie aiguë droite

Dans son traité du *Diagnostic et Traitement des maladies du cœur 1887*, C. Paul nie l'existence des cardiectasies aiguës que nous observons. « Y a-t-il, dit C. Paul, des dilatations passagères sans asystolie ? Beau les admettait dans la chlorose, l'hydrémie, la fièvre typhoïde, les fièvres éruptives, la fièvre jaune, la fièvre intermittente pendant l'accès. M. le professeur Parrot les admet également et leur donne pour caractère un bruit de souffle à la base et au premier temps dû à une insuffisance tricuspide. M. le professeur Fabre les admet également. Malgré l'autorité et la compétence des auteurs que je viens de citer, je ne puis admettre cette dilatation passagère des fièvres avec insuffisance tricuspide..... » et plus loin il conclut : « nous sommes donc forcés jusqu'à présent de n'admettre que la dilatation chronique du cœur forcé », C. Paul déclare encore que jamais, dans les fièvres, il n'a vu la mensuration du cœur donner une augmentation de matité.

Les observations, publiées ici avec leurs tracés, prouvent amplement les dilatations passagères du cœur dans les accès de paludisme. Etudiant maintenant séparément les cardiectasies droites et gauches, nous allons essayer de donner leurs symptômes et leurs pathogénies.

## §. I. — Symptomatologie.

*Dilatation des cavités droites du cœur.* — Nous ne reviendrons plus sur ces dilatations dont l'existence est démontrée par les cardiogrammes.

*Altération du nombre et du timbre des bruits du cœur.* — Elle consiste le plus souvent dans le retentissement diastolique du second bruit du cœur. Cette accentuation du second bruit a lieu à la zone basilaire au niveau du deuxième espace intercostal gauche, dans la région préinfundibulaire. Lorsqu'on quitte la région préinfundibulaire pour se diriger vers la région préaortique, ce second bruit perd de son intensité, de son éclat, pour devenir tout à fait normal. Dans les observations publiées dans ce travail nous trouvons constamment pendant l'accès cette accentuation du deuxième bruit. Ce deuxième bruit vibrant des valvules pulmonaires est des plus importants, il nous servira à éliminer la théorie mécanique, quand nous ferons la pathogénie des cardiectasies droites, car il indique d'une façon constante que la tension artérielle est considérablement augmentée dans le système artériel de la petite circulation.

Le retentissement diastolique peut parfois être remplacé par un *dédoublement*. Nous ne l'avons jamais observé, mais M. Saramito dans sa thèse des *Cardiopathies palustres* (thèse de Montpellier 1892), publie un exemple de dédoublement à l'orifice pulmonaire sans qu'on trouve de souffle aux orifices :

## OBSERVATION

G... (Désiré), vingt-huit ans, entre le 15 août dans le service de M. Saider.

A eu les fièvres tout l'été, d'abord tierces, puis quotidiennes.

Les accès l'ont sérieusement repris depuis huit jours à huit heures du matin.

*16 août.* — Température matin, 39°5; soir, 35°7. P. 60.

Langue sale, rate volumineuse.

Bruits du cœur peu énergiques.

*Dédoublement du deuxième bruit à l'artère pulmonaire.*

*17 août* —Température à 11 heures matin, 40°, soir, 36°.

Ce dédoublement, avec précession des valvules pulmonaires, est, comme le retentissement diastolique observé plus haut, l'expression d'une hypertension pulmonaire, et comme nous n'avons pas, dans cette observation publiée par M. Saramito, d'insuffisance mitrale, ni de lésions pulmonaires capables de l'expliquer, nous en concluons qu'il doit probablement être lié à une cardiectasie droite non recherchée.

Enfin nous pouvons avoir, comme altération des bruits du cœur, un *souffle tricuspidien.* Nous ne l'avons noté qu'une fois (*Obs IV*).

*Palpitations.* — Comme il est probable que les cardiectasies aiguës droites observées dans ce travail sont d'origine hépatique, rappelons que les palpitations d'origine réflexe ont bien été étudiées par Chomel, Beau, Laënnec, Lassègue, G. Sée, mais c'est surtout M. Barié qui en a fait une étude très longue et qui a mis la question au point. Stokes les a observées dans des cas de dyspepsie. Frerichs dans la colique hépatique, Murchinson dans les troubles un peu prolongés dans les fonctions du foie. Ces palpitations d'après Stokes pourraient à la longue amener de véritables hypertrophies cardiaques, idée qui actuellement est réfutée par M. Potain et par beaucoup d'autres cardiopathologistes.

Ces palpitations, nous les observons d'une façon constante dans la malaria, probablement, en suivant les idées de Murchinson, parce que les fonctions hépatiques sont fortement troublées. Or, ces troubles hépatiques atteignent leur acmé au moment des accès, rien donc d'étonnant à ce que, par une liaison remarquable, ce soit à ce moment que les palpitations atteignent, elles aussi, une intensité extraordinaire.

En 1873, M. le médecin aide-major Julié, dans le *Receuil de mémoires de médecine, de chirurgie et de pharmacie militaire*, décrit très longuement les accès de palpitations qu'il a observées dans une épidémie de fièvre paludéenne survenue dans son régiment. Voici quelques extraits : « Le malade se plaint que les battements du cœur sont parfois péniblement ressentis et gênent particulièrement son sommeil..... Presque tous les malades se plaignent que leurs accès reviennent toutes les nuits, aux mêmes heures à peu près, et entraînent de longues insomnies... *Pendant les accès, le malade ressent un malaise considérable consistant en dyspnée et sensation de resserrement de la poitrine.* Les contractions cardiaques rapides paraissent énergiques, la pointe du cœur frappe violemment contre la paroi thoracique, le pouls vibrant, dur quelquefois, bat environ à 120 ». M. Catrin, dans son opuscule du *Paludisme chronique*, signale également les palpitations assez longuement. Dans les observations d'accès que nous avons recueillies, nous les retrouvons également douloureuses, angoissantes, pouvant aller jusqu'à simuler une attaque d'angine de poitrine.

*Arythmie.* — Pendant les accès, dit M. Julié, dans un mémoire déjà cité, « le pouls est souvent d'une irrégularité plus franche qu'à l'état de repos. Cette irrégularité, que nous trouvons plus fréquente à mesure que l'affection s'aggrave, se traduit tantôt par une simple diminution d'intensité ou par l'absence complète d'une pulsation, avec intermittence irrégulière, tantôt par le rapprochement de deux ou trois pulsations, d'autres fois par la succession d'une série de pulsations fortes et rapides, et d'une autre série de pulsations plus faibles et plus lentes. La même irrégularité se traduit à l'auscultation cardiaque. » A un degré plus avancé de l'intoxication palustre, le même observateur a vu le cœur battre 115 fois à la minute.

Ainsi que nous l'avons noté dans nos observations, ces intermittences sont parfois fort pénibles pour le malade, et pendant l'accès elles se manifestent à lui par une sensation incommode : sensation de chaleur à l'épigastre, poids écrasant le sternum et gênant la respiration, bâillements avec douleur à l'estomac.

*Accélération et ralentissement du pouls.* — Dans les accès de paludisme, le pouls est extrêmement variable. Il n'est pas rare de le voir monter à 130, 150 pulsations par minute, alors dicrote, dépressible, parfois filiforme, il indique bien la faiblesse cardiaque, qui, parallèlement, nous est signalée à la pointe par des bruits sourds et par un soulèvement diffus de cette même pointe. Du reste, d'après Torti, la faiblesse, l'accélération, les intermittences du pouls sont un bon signe prodromique des accès pernicieux.

*Pseudo-angine de poitrine.* — Dans les dilatations du cœur droit, symptomatiques d'une affection du foie, comme dans le paludisme, on trouve ces pseudo-accès d'angine de poitrine. Déjà en 1808 Ullersperger parlait d'affections abdominales donnant des accès d'*angor pectoris*. Après lui, Brera et Averardi montraient la liaison étroite existant entre l'angine de poitrine et l'hypertrophie du foie. En 1821, Reeder s'exprimait ainsi : « L'indigestion, qu'elle vienne d'une affection de l'estomac primitive ou consécutive à d'autres maladies du foie ou d'autres viscères de l'abdomen, amène fréquemment une douleur plus ou moins aiguë dans la région du cœur, s'étendant parfois jusqu'à l'épaule ou l'avant-bras gauche. Une douleur sympathique peut affecter la région du cœur, quand quelques-uns des viscères abdominaux ou pelviens sont malades et sans que l'estomac soit atteint; cette occurence doit être tenue comme rare en comparaison des autres. »

Les accès de pseudo-angine se manifestent par une gêne respiratoire, véritable anhelation. Le malade a peur de voir son cœur se rompre, et il lui semble parfois que son sternum touche la colonne vertébrale, ou encore que sa poitrine est écrasée par un poids formidable, est prise dans un corset de fer. A un degré moindre, la douleur peut être simplement une sensation de plénitude.

La description précédente rappelle bien les douleurs angineuses des accès de paludisme, où le foie est congestionné et le cœur dilaté. Voici ce que dit encore M. Julié à ce sujet : « Pendant ces accès, qui durent toujours plus de cinq minutes, la dyspnée est telle que le malade est quelquefois obligé de se cramponner aux objet voisins pour ne pas tomber. Une sensation très douloureuse de déchirement est ressentie dans la région précordiale : la figure pâle, décolorée, respire l'anxiété ; toute la personne est agitée d'un tremblement rappelant celui qui est produit par une grande frayeur. » D'un autre côté Corre, dans son *Traité clinique des maladies des pays chauds*, 1887, nous décrit les symptômes suivants : « Au cœur, l'accès peut se compliquer d'endocardite, s'accompagner de phénomènes ataxiques, angineux (angine de poitrine), ou être caractérisé par des lipothymies, c'est la forme syncopale, le malade après des accès simples ou marqués par une certaine irrégularité des battements du cœur, présente au début d'un nouvel accès, des vertiges, des défaillances et la fièvre persistant, souvent très peu intense, le malade succombe tout à coup en syncope à l'occasion d'un mouvement. Cette forme s'allie souvent à l'algide. » Enfin ne pourrait-on pas à ces symptômes angineux, caractérisant les cardiectasies droites, rattacher l'accès gastralgique décrit par M. Laveran : « L'accès pernicieux gastralgique, dit M. Laveran, est caractérisé par une douleur très vive à l'épigastre, que le malade compare à une sensation de brûlure, de déchirement ou de torsion ; la face exprime l'anxiété, le malade replié sur lui-même se répand en plaintes et en gémissements ; il est souvent pris de vomissements. La mort peut survenir dans l'algidité. »

D'une façon constante dans les accès de paludisme on trouve ces phénomènes douloureux, qui, par M. Lancereaux, ont été rattachés à une névrite du plexus cardiaque. Les troubles respiratoires, qui accompagnent ces sensations angineuses, ne sont pas précisément une dyspnée véritable, mais plutôt un besoin d'air impérieux, comme si quelque chose s'opposait à l'entrée de cet air dans le poumon. Les signes physiques ne sont pas du reste en rapport avec les accidents respiratoires, l'auscultation montre que l'air pénètre facilement, il n'y a simplement que quelques râles de congestion aux bases, et encore, pas toujours.

## § II. — Pathogénie

La pathogénie des cardiectasies droites aiguës, dans les accès de paludisme, peut être rattachée à trois théories principales :

1° Théorie hépatique ;
2° Théorie anémique ;
3° Théorie rénale.

C'est à dessein que dans la théorie hépatique nous ferons rentrer la théorie des intoxications, nous nous y sommes autorisés nous appuyant sur ce fait, c'est que d'une façon générale l'histoire de toute intoxication est intimement liée à l'intégrité de la fonction hépatique. Nous n'avons fait en cela que suivre les idées émises par MM. Bouchard et Roger, ainsi que par M. le professeur Teissier, dans la communication qu'il a faite au Congrès de Bordeaux en 1895.

### 1° *Théorie hépatique*

Au début de ce chapitre rappelons très rapidement la pathogénie des ectasies du cœur droit.

D'une façon générale la dilatation du cœur droit se développe toutes les fois qu'il y a obstacle à la circulation pulmonaire que cet obstacle provienne soit d'une lésion du cœur gauche (rétrécissement et insuffisance mitrales), soit d'une lésion pulmonaire chronique (sclérose pulmonaire — dilatation des bronches — phtisie fibreuse) ou aiguë (catarrhe suffocant, pneumonie), soit enfin de lésions des organes abdominaux ou des troubles apportés dans leurs fonctions.

Nous laisserons de côté les causes (lésions du cœur gauche, affections chroniques du peumon) qui amènent les dilatations permanentes du cœur droit, elles ne nous intéressent pas, et nous arrivons ainsi à celles capables de déterminer une cardiectasie droite aiguë. Mais dans nos observations nous ne trouvons pas de troubles importants pulmonaires, ni de catarrhe suffocant, ni de pneumonie, nous les négligerons donc pour expliquer la genèse des symptômes observés, dont nous chercherons alors la cause dans l'état fonctionnel et organique des organes abdominaux. Or, parmi les causes de dilatation droite, nous relevons les troubles gastro-hépatiques. D'un autre côté, M. Laveran, dans son opuscule du *Paludisme chronique,* nous dit : « On conçoit facilement que la présence des hématozoaires provoque des congestions et à la longue des inflammations viscérales. Le siège d'élection de ces phlegmasies est naturellement dans les viscères qui servent plus spécialement d'habitat aux parasites. » Les lieux d'élection se trouvant dans la rate et le foie, c'est donc dans ce dernier organe que nous trouverons la pathogénie des cardiectasies droites que nous avons observées.

« L'étude de l'embryogénie hépatique, dit M. Chauffard, montre que le foie se développe en même temps que le cœur, qu'il constitue comme un diverticule de l'oreillette droite. La pathologie apporte encore une preuve plus frappante de la solidarité anatomique et fonctionnelle des deux organes. Après le poumon, nul autre organe ne joue un rôle aussi important que le foie dans l'histoire des cardiopathies. » Le foie et le cœur sont intimement liés et si Stockes, Murchison, M. Hanot, M. Potain et M. Parmentier dans sa thèse, ont bien montré le retentissement des maladies du cœur sur le foie, Corvisart, Andral, Gendrin indiquèrent nettement l'influence du foie sur le cœur. Depuis M. Rendu, dans un mémoire, et M. Picot de Bordeaux, dans ses cliniques, ont également montré la liaison pathologique très intime qui existe entre les deux organes. Du reste, déjà en 1873, au Congrès de l'Association française pour l'avancement des sciences, dans l aséance du 29 août, M. Potain émettait les idées suivantes : « Certaines dilatations du cœur droit ont pour point de départ des maladies ou des troubles fonctionnels du foie et de l'estomac. Les affections aiguës des voies biliaires amènent la dilatation passagère du cœur droit, les lésions chroniques amènent une dilatation persistante. » Quelques années plus tard à Montpellier, en 1879, au Congrès de l'Association française pour l'avancement des sciences, M. le professeur Teissier faisait une communication sur les cardiopathies d'origine gastro-intestinale : « Il s'occupe d'abord et surtout des altérations du cœur droit. Il en a vu récemment douze à quinze cas, développés soit après les maladies du foie ou de l'estomac (comme l'avait déjà vu M. Potain), soit après les maladies intestinales, diarrées chroniques (ce qui n'avait pas encore été signalé). On constate les degrés suivants : 1° éclat inaccoutumé du deuxième bruit du cœur ; 2° dédoublement du deuxième bruit du cœur ; 3° insuffisance triscupidienne avec dilatation du cœur ; 4° enfin pouls veineux. Pour expliquer ces phénomènes, M. Potain admettait une transmission par le pneumogastrique. L'origine intestinale possible fait plutôt admettre à M. Teissier le grand sympathique comme voie centripète de l'irritation, le vague en restant la voie centrifuge. — En tout cas, il y a tout un syndrome clinique qui accompagne souvent les maladies hépathiques et qui peut devenir permanent et aboutir à une maladie de cœur complète et définitive. » (*Sur les affections cardiaques consécutives aux maladies de l'appareil gastro-hépatique*. — Extrait du procès-verbal).

Rappelons que parmi les maladies du foie, c'est sans contredit la lithiase biliaire qui agit le plus souvent dans la production de l'asthénie cardiaque, que le retentissement du pouls est lié très fréquemment à la polycholie, à l'ictère aigu, que dans la colique hépatique on a tous les symptômes de la dilatation du cœur droit. Ainsi dans le paludisme où le foie est le plus malade, rien donc d'étonnant à ce que la lésion si minime qu'elle soit, au contraire c'est là une condition favorable, retentisse sur le cœur. Mais comment le foie malade ou tout au moins congestionné peut-il amener l'ectasie droite dans les accès de malaria? C'est ce que nous allons essayer de chercher.

Pour expliquer l'action des troubles hépatiques sur le cœur dans les accès de paludisme, nous pouvons émettre trois théories.

### a). — *Théorie mécanique*

Dans son *Essai sur la nature et le choix des aliments*, en 1748, Arbuthnot disait : « Le foie gonflé comprime l'estomac, le diaphragme et les viscères voisins ». De même d'après cette même théorie mécanique l'estomac distendu par des gaz viendrait gêner le mouvement du cœur. Passerini et avant lui Brera disaient : « De par la compression du foie, on a dans l'abdomen une ischémie veineuse surtout, qui doit, par compensation, produire une hyperémie également veineuse de la cavité thoracique. Cette hyperémie doit nécessairement avoir pour effet immédiat le renforcement du souffle pulmonaire et produire peu à peu une hypertrophie excentrique de la matité droite du cœur. A cela il faut joindre l'emprisonnement du diaphragme, qui ne peut plier autant, s'abaisser dans les mouvements respiratoires, empêche les poumons de se dilater complètement et par conséquent empêche aussi l'expansion du tissu pulmonaire qui est spongieux et le redressement — qu'on me pardonne l'expression — des artérioles pulmonaires. Voilà deux raisons pour lesquelles le sang provenant du cœur droit trouve de grandes difficultés pour traverser le poumon et se déverser dans le cœur gauche. » Cette théorie peut-elle être invoquée pour expliquer les cardiectasies droites paludéennes, en même temps que les troubles observés dans ces mêmes cardiectasies? Voici comment s'expliquent à ce sujet MM. Kelsch et Kiener : « On rattache généralement ces désordres fonctionnels à l'anémie, à l'excitabilité anormale du système nerveux irrigué par un sang appauvri ; on a même mis en cause des conditions toutes mécaniques, telles que la déviation que la rate tuméfiée fait subir au cœur. » De même le foie toujours énorme relève la pointe du cœur ainsi qu'il est facile de le voir dans nos cardiogrammes. Sans doute on peut admettre que ce sont là bien des facteurs capables d'amener quelque gêne dans la fonction d'un organe aussi voisin que le cœur, mais il est impossible dans les accès de paludisme d'expliquer la cardiectasie droite avec le symptôme important qui l'accompagne d'une façon constante : le retentissement diastolique ou le dédoublement du second bruit au niveau de l'infundibulum pulmonaire. Cet éclat stéthoscopique du second bruit, qui est remplacé parfois par un dédoublement, a une importance considérable pour admettre la théorie réflexe, c'est-à-dire le retentissement par voie nerveuse du poumon sur le cœur, dans les affections gastro-hépatiques. Du reste pour l'estomac la théorie mécanique est inadmissible.

### b). — *Théorie réflexe*

Au Congrès de l'Association française pour l'avancement des sciences, M. Potain, dans un rapport que nous avons déjà cité, rapproche le mécanisme des dilatations droites de celui de l'hypertrophie brightique. Si l'hypertrophie dans l'albuminurie est liée à une hypertension générale de la grande circulation, il doit en être exactement de même pour la dilatation du cœur droit, dilatation qui n'est autre que le premier stade de l'hypertrophie. On doit donc avoir l'hypertension dans la petite circulation. Or, si l'on considère que le second bruit apparaît éclatant au niveau de l'infundibulum pulmonaire, concomitamment à la dilatation droite, on arrive à conclure que la pression est exagérée dans la petite circulation. La tension dans un vaisseau étant fonction de la vitesse et la vitesse fonction du calibre de ce même vaisseau, on en déduit que l'hypertension doit être due à une vaso-constriction des capillaires pulmonaires, d'où encore la conclusion qui s'impose, c'est que du foie doit partir un réflexe qui vient agir sur la contractilité des capillaires pulmonaires, déterminer leur vaso-constriction, augmenter le travail du cœur droit, l'obliger à se dilater et l'amener à l'hypertrophie. Dans le paludisme nous n'arrivons pas à l'hypertrophie, parce que la cause ne subsistant en général que quelques heures, la dilatation n'est que passagère, et comme le prouve nos cardiogrammes, le cœur revient lui-même, après l'accès de malaria, à ses dimensions premières.

La cardiopathie d'origine réflexe de M. Potain a été prouvée par de nombreux travaux, entre autres les expériences de MM. Teissier, d'Arloing et Morel. Beaucoup de cliniciens admettent que c'est par la voie du pneumogastrique que chemine l'irritation cause du réflexe. Mais pour M. le professeur Teissier, le grand sympathique serait la voie centripète de l'excitation, le vague en restant la voie centrifuge (Congrès de l'Association française pour l'avancement des sciences, Montpellier, 1879). Toutefois c'est à M. François Franck que revient l'honneur d'avoir prouvé que la simple vaso-constriction pulmonaire ne suffisait pas pour amener la cardiectasie droite. Expérimentant sur des animaux sains, jeunes et résistants, il a fait la compression de l'une des deux branches de l'artère pulmonaire, soit la compression du tronc même, il en a réduit le calibre au tiers, et il n'est arrivé à aucun résultat, il n'a pu déterminer la dilatation auriculo-ventriculaire droite. Certainement que cette vaso-constriction intervient plus efficacement chez les paludéens parce qu'on a un cœur dont le myocarde n'est pas indemne grâce à l'infection palustre (dégénérescence du myocarde, myocardite dont les observations sont si fréquentes dans la malaria), mais enfin comme l'a démontré M. F. Franck, il doit y avoir un autre élément : « mes recherches sur l'action cardiaque du nerf pneumogastrique, dit M. F. Franck, dans un mémoire paru dans les *Archives de physiologie* en janvier 1896, mes recherches ont mis en relief l'influence atonique, dépressive de ce nerf sur le myocarde ; elles ont montré que le nerf vague, même quand il n'exerce pas son effet ralentissant sur le cœur, diminue l'énergie systolique et la résistance diastolique des ventricules. C'est précisément cette influence déprimante que j'ai invoquée comme l'un des éléments essentiels du réflexe cardiaque pathologique établi par M. Potain. » Ce nouvel élément est des plus importants, et explique d'une façon complète la dilatation droite.

La pathologie et la symptomatologie de la maladie de Potain cadrent bien avec tout ce que nous avons noté dans nos observations d'accès paludéens accompagnés de cardiectasie aiguë droite. Cette vaso-constriction pulmonaire nous donne l'explication du retentissement diastolique dans le deuxième espace intercostal gauche.

### c). — *Théorie de l'intoxication*

En 1879, M. Combal déclarait que beaucoup de désordres cardiaques trouvaient leur explication toute naturelle dans les troubles de la nutrition. Murchinson et Cyr sont fort partisans de la théorie humorale. Le pneumogastrique serait excité « par des substances toxiques résultant des déchets organiques résiduaires de la nutrition, déchets ayant échappé à la dépuration hépatique ». Ces produits charriés par le sang amèneraient tout simplement la dégénérescence du myocarde.

De nos jours la théorie des auto-intoxications est fort en faveur grâce aux travaux de M. Bouchard (*Leçons sur les auto-intoxications. — Maladies par ralentissement de la nutrition*), de M. Roger (*Rôle du foie dans les auto-intoxications*). Ne pourrait-on pas trouver là la cause de ces myocardites palustres qui ont fait le sujet de beaucoup de communications et qui ont été constatées dans de nombreuses autopsies de paludéens.

Le foie, à qui revient un des premiers rôles dans l'organisme humain, outre qu'il fait du glycogène « le foie, dit M. le professeur Teissier, peut être considéré comme un gros ganglion placé sur le trajet des vaisseaux partis de l'intestin, et comme le ganglion à cheval sur un département lymphatique de la périphérie : il arrête, digère ou élimine, détruit les substances nocives qui lui sont livrées par le système porte, insuffisamment protégé par la barrière épthéliale... Il résulte que l'action potectrice du foie est d'une importance majeure, car elle s'exerce non seulement sur les produits minéraux absorbés à la surface de la muqueuse intestinale, mais encore sur les produits de désorganisation, alcaloïdes ou autres, qui s'y accumulent régulièrement pendant la période digestive ; enfin sur les produits de sécrétion microbienne qui s'y sont normalement développés ou s'y sont accidentellement introduits. » (*Rapports de l'intestin et du foie en pathotogie.* Congrés français de médecine. Bordeaux 1895.)

Or, dans le paludisme, après la rate, l'organe le plus atteint, c'est le foie : hypertrophie de cet organe, troubles dans la fonction de la cellule hépatique dont la moindre lésion est de la pigmentation, accompagnée d'un peu d'infiltration graisseuse discrète. Le plus souvent on a un léger degré d'hépatite parenchymateuse. M. Laveran a constaté souvent de la périhépatite « En résumé, disent MM. Kelsch et Kiener, parlant des lésions du foie dans l'intoxication palustre : hyperémie intense et générale ; accumulation dans les vaisseaux capillaires de leucocytes et de cellules migratrices, hypertrophie et léger degré d'hyperplasie des cellules glandulaires, surcharge lymphoïde des gaînes de Glisson et quelque cirrhose commençante, telle sont les lésions multiples que l'on rencontre dans le foie engorgé. » En allant plus loin, comme nous l'avons dit plus haut, on trouve des hépatites chroniques paludéennes, hépatite parenchymateuse nodulaire, hépatite nodulaire avec cirrhose. Le foie est donc toujours lésé dans sa structure et dans sa fonction dans toute fièvre paludéenne. Nous pouvons aussi admettre qu'il doit y avoir auto-intoxication et si c'est là probablement un élément dans la genèse des myocardites palustres, à plus forte raison elle sera importante dans la genèse des cardiectasies droites et gauches, concomitantes aux accès de malaria. Si l'auto-intoxication, due aux troubles apportés dans les fonctions hépatique n'est pas seule cause, pas même cause principale, elle peut préparer du moins le myocarde à se laisser distendre lorsque la véritable cause des cardiectasies, l'action réflexe, viendra à se produire.

Mais il est un produit important élaboré par le foie qui nous intéresse au premier chef au sujet de la pathogénie de ces ectasies cardiaques : c'est la bile. Le rôle de la bile, si important pour les anciens auteurs, est loin d'êtrè ici indifférent. Il y a longtemps que les expériences de Rohrig, Feltz et Ritter ont prouvé que les acides biliaires agissent sur les muscles et particulièrement sur le cœur. Ce sont les expériences de Rohrig, qui, injectant de la bile dans les veines jugulaires d'un lapin, déterminait le ralentissement du pouls. Laborde après Leyden et Munch, dans sa thèse d'agrégation, expérimentant avec du choléate de soude, observe le ralentissement du cœur et avec l'acide cholalique il dissout les globules sanguins. Laborde admet l'intoxication du cœur dans l'ictère. Gangolfe, suivant les idées émises par Grollemund et Kleinpeter déclare que le souffle dans l'ictère est dû à une insuffisance mitrale fonctionnelle liée à une paralysie des muscles capillaires. Or qu'est-ce qui ressemble plus à l'ictère si ce n'est la malaria ? Même tendance à l'hypoglobulisation anémie ; même empoisonnement du sang aboutissant dans des cas graves à l'hémorrhagie; même coloration des téguments et enfin association fréquente des deux dyscrasies dans certaines formes morbides spéciales aux pays chauds (fièvre intermittente bilieuse, fièvre bilieuse hématurique, fièvre rémittente bilieuse, pernicieuse tellurique). Voilà bien des points qui peuvent rapprocher les deux maladies et en effet dans l'intoxication palustre nous avons presque toujours de la polycholie, de l'ictère principalement pendant les accès. Nous avons dans le service de M. le médecin major Boisson, rencontré souvent des paludéens qui, entre les accès, présentaient un foie gros avec du ralentissement du pouls, ralentissement prouvant peut-être, car il peut venir d'un épuisement nerveux du cœur, l'intoxication par les sels biliaires. Voici quelques-unes de ces observations.

## OBSERVATION I

Oborti... Jules, 3e escadron du train, deux ans de service. Rapatrié de Madagascar. Entré à l'hôpital Desgenettes, 16 décembre 1895 pour paludisme chronique et anémie consécutive.

Rien comme antécédents personnels et héréditaires. Il a eu durant son séjour à Madagascar de nombreux accès de fièvre palustre.

A l'hôpital Desgenettes, il a trois accés typiques. Dans l'intervalle de deux accès le 20 décembre, l'examen du malade donne les renseignements suivants :

Couleur terreuse des téguments. Pas d'œdème.

*Reins.* — Quantité d'urine par jour : 1 litre, couleur jaune pâle.

Traitée par l'acide azotique donne un précipité dû à des pigments biliaines modifiés. Pas de dépôt de mucus.

*Tube digestif.* — Rien d'anormal.

*Rate et foie.* — Foie augmenté de volume, *16 cent. de hauteur* dans la ligne mamelonnaire.

Rate énorme.

*Appareil circulatoire.* — A l'inspection pas de voussure précordiale.

A la palpation on sent à peine le choc de la pointe battant dans le quatrième espace intercostal.

A l'auscultation : bruits normaux, souffle léger cardio-pulmonaire dans la zone basilaire.

*Pouls.* — 48 pulsations à la minute.

## OBSERVATION II

Salom..., Charles, 200e Régiment d'infanterie, deux ans de service. Rapatrié de Madagascar. Entre à l'hôpital Desgenettes le 7 décembre 1895, pour impaludisme aigu du type rémittent devenu chronique. Pas de complications graves. Anémie légère.

Rien comme renseignements pathologiques dans ses antécédents personnels et héréditaires.

Le 7 décembre l'examen du malade donne les renseignements suivants :

*Reins.* — Examen des urines ne donne rien au point de vue du sucre et de l'albumine, mais on trouve des pigments biliaires.

*Tube digestif.* — Pas de troubles.

*Rate et foie.* — Foie augmenté de volume, 17 cent. de hauteur.

*Rate.* — Hauteur 11 cent.

*Sang.* — N. : 3.500.000, R. : 12. Globules blancs : 4.000. Globules rouges déformés. Hématozoaires.
Pigment mélanique.

*Appareil circulatoire.* — Rien d'anormal. Pas d'hypertrophie.

*Pouls.* — Un peu tendu, régulier; 46 pulsations à la minute.

## OBSERVATION III

Bert..., Théodore, 200e Régiment d'infanterie. Rapatrié de Madagascar. Entre à l'hôpital Desgenettes, pour infection paludéenne aiguë avec dysenterie grave.

L'examen du malade fait le 6 novembre fournit les renseignements suivants :

Bert... paraît anémié — muqueuses décolorées, — la peau est fortement teintée en jaune par du pigment ocre. Pas d'œdème.

*Reins.* — Urines abondantes et claires. On trouve du pigment biliaire modifié, très net.

*Appareil digestif.* — Dysenterie.

*Rate et foie.* — Foie : Dépasse le rebord des fausses côtes de trois travers de doigt. — Rate : normale.

*Appareil circulatoire.* — Rien d'anormal.

*Sang.* — N. : 2.232.000. R. : 12. Hématozoaires, corps sphérique, pigment mélanique libre.

*Pouls.* — Régulier. P. : 50.

Nous pourrions également rapporter ici les tracés que M. Rauzier a publiés en 1894 dans son mémoire des Cardiopathies palustres, d'une façon constante nous y trouvons des courbes indiquant du ralentissement du pouls, qui tombe parfois à 35 pulsations !

Il pourrait donc y avoir probablement, de par ces quelques observations, une action directe sur le cœur produite, au cours d'une infection palustre, par les sels biliaires. Mais ce sera là encore une action adjuvante, agissant sur le myocarde pour le préparer en quelque sorte à se laisser dilater lorsque l'action réflexe, partie du foie, viendra à agir.

M. Rauzier, dans un mémoire paru dans la Revue de médecine 1891, au sujet des *Cardiopathies palustres*, rattache l'insuffisance mitrale qu'il a constatée chez les paludéens à une paralysie des muscles papillaires, non plus par les sels biliaires comme l'avait admis Gangolphe, mais par le poison palustre : « Le poison palustre est toxique par excellence, dit M. Rauzier , c'est là un fait de démonstration déjà ancienne qu'il détruit au cours de chaque accès un nombre considérable de globules sanguins. Cette destruction globulaire a été suivie pas à pas par Golgi, qui s'en est occupé, surtout en ce qui concerne la biologie de l'agent figuré de la malaria. Pourquoi ce poison, qui influence à un si haut degré le sang et les organes de l'hématopoièse, n'aurait-il pas en même temps une action toxique et paralysante sur l'organe qui constitue le réservoir central du liquide sanguin? »

Les travaux tout récents tendent même à prouver l'action directe des toxines sur le cœur. Au septième Congrès de la Société de médecine italienne interne, dans une communication faite au sujet de l'insuffisance cardiaque dans les cardiopathies sans lésions valvulaires, on signale des cas d'ectasie cardiaque dans des cas d'infection aiguë. MM. Weber et Blind dans la *Revue de médecine*, octobre 1896, publient un article sur la « Pathogénie des myocardites » et admettent également ces dilatations d'origine toxique. C'est encore à ce sujet que M. Charrin, dans la séance du 7 novembre 1896, à la Société de biologie, fait la communicatiou suivante qui est pour nous de haute importance : « A diverses reprises depuis 1888, dit M. Charrin, j'ai montré une série de pièces établissant la possibilité de faire naître les hypertrophies cardiaques, des myocardites aiguës ou chroniques, des dégénérescences d'ordre varié, comprenant l'apparition de la substance amyloïde dans les fibres musculaires, lésions que l'expérimentation n'avait pas réussi jusqu'ici à produire.

« Plus d'une fois, j'ai pu observer des abcès, des altérations de l'endocarde, du péricarde, etc., mais les changements que je désire le plus particulièrement indiquer aujourd'hui concernent les oscillations enregistrées dans le volume des cavités des oreillettes et surtout des ventricules.

« Une série d'organes que j'ai recueillis permet de reconnaître que le cœur, à côté des diminutions de ces cavités, diminutions attribuables avant tout à des épaississements des parois, offre dans quelques cas, d'ailleurs rares, des augmentations, des dilatations.

« En injectant des toxines pyocyaniques, dans le but d'étudier leurs effets sur les vaso-moteurs, j'ai pu voir quelquefois, avec Gley, le myocarde fléchir, laisser s'accroître son diamètre transversal au point de compromettre la fonction.

« Ces résultats expliquent, en partie, les accidents décrits par des pathogénistes sous le nom de paralysie, de collapsus cardiaque.

« Les mêmes résultats rapprochés des expériences qui nous

ont conduit à établir les modifications enregistrées du côté des capillaires, de la contractilité musculaire, de la pression du sang, etc., permettent peut-être de comprendre ces phénomènes d'auscultation décrits de plus en plus depuis quelque temps, en dehors de toute influence rénale appréciable, sous la dénomination de dédoublement, de bruit de galop, etc... » (Charrin : *les Toxiques et le cœur.*)

Et M. Rauzier s'appuie sur ces faits que dans la malaria, on trouve des phénomènes parétiques (Grasset, *Montpellier médical*, 1876) ; des paralysies (Vincent, *thèse de Montpellier*, 1878), paralysies transitoires et curables. A cette théorie on peut faire les mêmes objections qu'à celle de M. Gangolphe. Pourquoi d'abord la localisation à la mitrale et non à la tricuspide? D'après les expériences de M. François Frank, d'après M. Potain, d'après l'anatomie même de la mitrale et de la tricuspide, la localisation doit avoir lieu à l'orifice auriculo-ventriculaire droit, car c'est là que se portent toutes les insuffisances fonctionnelles. M. Potain n'a constaté qu'une fois une insuffisance mitrale fonctionnelle, c'était après une hémorrhagie très abondante.

Comme conclusion de cette étude de la « théorie hépatique », nous pouvons admettre que toutes les théories que nous venons d'étudier à son sujet, ont certainement une part de vrai. Nous reconnaissons que dans chacune d'elles, il y a quelque élément qui intervient dans la production des cardiectasies droites ; cependant la théorie réflexe satisfait pleinement tout ce que nous avons observé.

Voici en résumé sur quoi nous fondons notre jugement :

1. *Théorie mécanique.* — Si elle peut expliquer quelques troubles passagers très fugaces, elle ne saurait donner une explication suffisante de la cardiectasie droite et des symptômes qui l'accompagnent.

II. *Théorie des auto-intoxications.* — On trouverait peut-être là l'étiologie des myocardites si nombreuses observées dans le paludisme. De même, en affaiblissant le myocarde, elle pourrait mettre le cœur en imminence de dilatation, lorsque la moindre cause capable de la faire éclater viendra à agir.

III. *Théorie réflexe.* — La seule qui puisse bien nous donner raison :

1° De la dilatation du ventricule droit ;

2° Du renforcement diastolique du second bruit à l'infundibulum pulmonaire ;

3° Du dédoublement qui existe parfois au niveau même de cette région basilaire ;

4° Du souffle, que l'on a constaté quelques fois, à la tricuspide dans l'accès de paludisme ;

5° De l'arythmie et des irrégularités du pouls dicrote, filiforme et défaillant ;

6° Des symptômes angineux, constatés si souvent dans l'attaque de malaria.

Pour terminer ce chapitre de la théorie hépathique, qu'on nous permette d'émettre deux hypothèses qui nous semblent se déduire de toute cette étude pathogénique.

1° Si pour beaucoup de cardiopathies d'origine réflexe, on admet qu'il y ait un terrain favorable : le nervosisme, nous proposons à notre tour cette hypothèse : c'est que dans les cardiectasies aiguës droites, d'origine palustre, le myocarde doit être en imminence de se laisser dilater, du fait de ces nombreuses intoxications dont nous avons à dessein parlé longuement.

2° Enfin, ces intoxications ne seraient-elles pas la cause de toutes ces altérations chroniques du myocarde si fréquentes dans tous les degrés de l'infection palustre ?

### 2° *Théorie de l'anémie*

Toutes les maladies fébriles sont suivies d'un état anémique plus ou moins considérable ; les fièvres éruptives, telles que pneumonie, érysipèle, etc., déterminent une déglobulisation due soit à la perte en matériaux azotés comme dans la pneumonie, soit à la fièvre agissant par l'inappétence qu'elle provoque, soit à l'exagération des combustions, ce qui est plus probable. Mais ce n'est pas tout, il se trouve d'autres infections qui agissent directement sur le sang en détruisant les globules rouges. Tels sont : le parasite de la malaria, la *Bilharzia hematobia*, la *filaria sanguinis hominis*. Or quoi d'étonnant à ce qu'ici cette anémie se produise ? « Les hématozoaires, dit M. Laveran, vivent aux dépens des éléments normaux du sang ; les hématies envahies pâlissent de plus en plus à mesure que les parasites se développent, et leurs contours eux-mêmes finissent par disparaître. On peut dire qu'aucune anémie, celle qui est à la suite d'hémorrhagie exceptée, ne s'explique mieux que l'anémie palustre. Le pigment si abondant dans les petits vaisseaux de tous les organes, chez les sujets morts d'accès pernicieux, montre aussi que les hématozoaires sont aussi de redoutables destructeurs des hématies. » Laveran : *Paludisme*. — Cette anémie est donc bien caractérisée par la diminution de l'hémoglobine, en même temps que par la mélanie. Quand se produit cette anémie? Si l'anémie se produit d'une façon constante, il n'en est pas moins vrai que c'est au moment de chaque accès qu'elle s'accentue. C'est qu'en effet dans chaque accès de fiévre palustre, on a des modifications profondes dans le nombre des hématoblastes et des globules rouges. Voici ce que dit M. Hayem au sujet d'un malade paludéen qu'il observe : « Avant l'entrée à l'hôpital, sous l'influence des premiers accès, la proportion des hématoblastes s'était déjà sensiblement abaissée (le 28 avril, après sept accès, on compte 150000 hématoblastes au lieu de 225000 qui est la moyenne). La fièvre intermittente entraîne donc un trouble sérieux de l'hématopoièse à la fin de la maladie. Après le premier accès, les hématoblastes atteignent un minimum de 92.000 environ, fait analogue à celui qu'on observe dans les pyrexies prolongées.... » et plus loin il ajoute, « le lendemain des accès, le nombre de globules rouges est diminué. » Si les accès ne se reproduisent pas, le nombre des globules rouges augmente et le malade marche vers la convalescence, si, au contraire, il survient un nouvel accès palustre, nouvel accès parallèle d'anémie et s'il continue à s'en produire d'autres, on arrive à l'anémie chronique appelée, dans la circonstance, cachexie paludéenne.

Donc, accès d'anémie aiguë. Est-ce que les symptômes cardio-vasculaires ordinaires de l'anémie aiguë, sont comparables à ceux que nous avons observés dans un accès de fièvre paludéenne? Ils sont identiques et en effet, une rapide description de ces symptômes nous le prouve. Au niveau du cœur, la percussion d'une façon générale dénote une augmentation de matité ; elle tient à la dilatation du ventricule droit. Il est rare, malgré ce qu'admettait Beau en 1845, que l'on trouve de la dilatation gauche. Après Beau, également, on admettait que le souffle observé dans l'anémie était dû à une insuffisance fonctionnelle de la mitrale. M. Potain, dans ses cliniques de la Charité, au sujet des souffles cardio-pulmonaires, a réfuté cette théorie de l'insuffisance mitrale fonctionnelle avec des arguments tels, que nous la laissons ici de côté. Parrot, au contraire, soutenait que le souffle était dû à une insuffisance tricuspidienne. De nos jours, on admet d'une façon générale que, dans l'anémie, on a des dilatations droites, qu'on entend parfois un souffle tricuspidien, et c'est ce même souffle que nous avons trouvé au cœur dans un accès de paludisme *(Obs. IV)*.

On a de même dans l'anémie, le retentissement du

second bruit au niveau de l'infundibulum, ou bien, il peut se faire que ce second bruit soit dédoublé par suite de cette accentuation même. Donc, jusqu'ici, identité entre l'anémie et l'accès de paludisme au point de vue des symptômes cardio-vasculaires.

Enfin, dans l'anémie, on a des palpitations de l'arythmie, mais point de symptômes angineux comme dans l'accès paludéen.

Maintenant que les rapports entre l'anémie et les accès de malaria sont bien établis, voici comment nous pourrions expliquer les cardiectasies aiguës droites que nous avons observées : chaque accès de paludisme détermine une destruction très active des globules rouges, donc de l'hypoglobulie, donc de l'anémie aiguë. Comme après une forte hémorrhagie, cette anémie aiguë entraînerait un relâchement du myocarde, et de ce fait, la distension de ses cavités avec dilatation des orifices et insuffisance valvulaire. Ce ne serait là qu'une altération myocardique prête à disparaître, la cause ne subsistant pas ; ce ne serait pas là cependant, une lésion proprement dite, mais bien plutôt une simple diminution du tonus musculaire. Le cœur droit se laisserait dilater, parce qu'il est moins résistant, ses parois moins épaisses, ses valvules moins suffisantes. Avec Lewinsky, nous pourrions dire encore que l'insuffisance de l'hémoglobine diminue l'énergie du myocarde et par conséquent la qualité de ses fibres. Pour qu'il puisse suffire à son travail, il faut donc qu'il y supplée par la quantité, en sorte que la dilatation tiendrait à l'insuffisance de l'énergie du myocarde.

Cette théorie explique bien dans le cas d'accès de paludisme :

1° La dilatation aiguë droite ;

2° Le claquement ou le dédoublement à la pulmonaire ;

3° Le souffle systolique tricuspidien ,

4° L'arythmie et les irrégularités du pouls qui est dicrote et filiforne ;

mais elle ne saurait donner raison des symptômes angineux observés d'une façon constante.

La théorie anémique et la théorie hépatique sont toutes deux admissibles pour expliquer les cardiectasies que nous avons observées, elles peuvent même se compléter l'une par l'autre.

### 3° Théorie rénale.

M. le professeur Teissier a montré qu'on devait étendre, à la sphère sensitive abdominale inférieure, le point de départ des accidents cardiaques d'origine réflexe, en constatant que les affections douloureuses de l'ovaire et du ligament large pouvaient provoquer les mêmes troubles que les maladies du foie ou de l'estomac. Dans ces cas, ce n'était pas seulement la sensibilité des branches du pneumogastrique, mais aussi celle du sympathique abdominal qui devait être invoquée comme l'origine possible de la cardiopathie. C'est aussi par cette voie du sympathique que les affections du rein peuvent retentir sur le cœur droit. MM. Kelsch et Kiener ont bien montré l'artério-sclérose naissante du rein dans la malaria. Par la voie du sympathique cheminerait donc un réflexe, parti du rein venant renforcer l'action sur le cœur droit de l'autre réflexe parti du foie.

Revenant sur ce que nous avons dit plus haut : que la théorie réflexe, en général, et la théorie anémique pourraient se compléter, voici comment nous pourrions l'expliquer : du fait de la déglobulisation dans l'accès paludéen, le sang diminue dans ses propriétés oxydantes et nutritives, d'où diminution aussi de tonicité et de force de contractilité du muscle cardiaque. (Dans l'accès de malaria, tous les muscles de l'économie présentent une diminution de tonicité manifeste et le cœur ne fait pas exception à la règle ). Avec un travail qui n'a pas diminué, au contraire, avec des forces moindres pour l'accomplir, le cœur se laisserait dilater lentement, puis consécutivement, s'hypertrophierait si les actions hépatique et rénale ne venaient à se produire et ne déterminaient une dilatation aiguë. L'anémie serait alors une cause adjuvante mettant le cœur en imminence de se laisser dilater.

## CHAPITRE II

### Cardiectasie aiguë gauche

Tous les auteurs qui se sont occupés de paludisme admettent d'une façon générale que dans les ectasies paludéennes, c'est toujours le ventricule gauche qui est le plus dilaté. Nos observations vont un peu à l'encontre de ces idées, car nous n'avons bien observé la dilatation gauche que dans un cas, celui de Cott... (*Obs.II*), et encore n'avons-nous pas là une observation typique, car il y a complication de péricardite. Dans les autres cas de cardiectasies rapportées ici, on a bien un abaissement de la pointe, mais cet abaissement est, somme toute, peu important. Cette dilatation existant, bien que s'effaçant devant la valeur énorme de la dilatation droite, nous allons en indiquer très succintement la pathogénie.

D'après Péter, trois causes peuvent déterminer la dilatation aiguë gauche :

1° Un obstacle au cours du sang ;

2° Un défaut de tonicité ;

3° Une altération du myocarde.

Ces trois causes se trouvent réalisées dans l'accès de paludisme pour déterminer l'ectasie gauche.

La dilatation est due d'abord à une gêne partielle de la circulation, siégeant dans les viscères de l'abdomen, congestion, et par conséquent, engorgement du foie et de la rate, ensuite elle peut être attribuée pour beaucoup d'auteurs, à une hypertension générale des artérioles. M. Huchard, dans son *Traité des maladies du cœur et des vaisseaux* à propos des *cardiopathies de la ménopause*, cite un cas de dilatation aiguë du cœur sans brightisme. Il met cette dilatation sous la dépendance d'accès répétés de spasme artériel généralisé. Pour lui, « les dilatations aiguës du cœur ont pour cause et pour origine la périphérie du système circulatoire, en un mot, un état plus ou moins généralisé de spasme artériel ». D'un autre côté, M. Grasset considère le poison palustre comme cause de sclérose artérielle. Ce serait là une intoxication au même titre que l'alcool, le plomb, le tabac, la syphilis. Tous les éléments pigmentaires, toutes les toxines charriées dans le torrent circulatoire, surtout au moment de l'accès, viendraient irriter l'endartère, et, selon la théorie de M. Huchard, détermineraient à la longue l'artério-sclérose du rein, observée par MM. Kelsch et Kiener, ainsi que l'hypertension artérielle. Poussant, en ce qui nous concerne, la théorie plus loin, nous pourrions peut-être trouver là une partie de l'explication des symptômes angineux observés chez nos malades, dans l'accès de paludisme. Sous l'influence des nombreuses toxines et des poisons qui existent alors dans le sang, il y aurait spasme des vaisseaux coronaires. Peut-être serait-ce là aussi, l'explication de la mort subite dans la forme dite « syncopale »

« C'est pendant le frisson, dit Labadie-Lagrave, que les troubles circulatoires sont au maximum, du fait du spasme des petites artères périphériques. Il en résulte une élévation énorme de la pression artérielle d'où peut dépendre une dilatation aiguë du cœur.... » et plus loin « généralement la matité cardiaque, augmentée pendant le frisson, revient à la normale pendant le stade de sueur ».

Sans doute, c'est bien là une théorie très séduisante, il n'y a qu'un malheur, c'est que dans l'accès de paludisme, quelle que soit la période où on l'observe, il n'y a jamais d'hypertension notable au sphygmomanomètre de Potain.

La théorie des intoxications et la théorie anémique peuvent être rappelées, comme causes secondaires dans la pathogénie de l'ectasie gauche. Nous en avons parlé longuement, nous n'y reviendrons pas.

Quant aux symptômes des dilatations du cœur gauche, à part l'abaissement de la pointe, ils se confondent avec ceux observés dans les ectasies droites.

# CONCLUSIONS

I. — Pendant l'accès paludéen on constate l'existence d'une dilatation aiguë du cœur, avec prédominance manifeste de l'ectasie droite, l'ectasie gauche n'étant, en comparaison, que de peu d'importance et pouvant même manquer. Après l'accès, la dilatation disparaît rapidement et le cœur revient au volume qu'il avait auparavant.

II. — Les signes stéthoscopiques observés dans les cardiectasies aiguës paludéennes sont : une accentuation remarquable du bruit diastolique, à l'infundibulum pulmonaire, pouvant être remplacée par un doublement constant du second bruit. Une fois un souffle d'insuffisance tricuspide a été entendu. Les signes fonctionnels consistent en accélération ou ralentissement du pouls, arythmie, palpitations, accès pseudo-angineux. Le pouls est dicrote, dépressible, parfois filiforme.

III. — Pour expliquer la pathogénie des cardiectasies droites dans les accès paludéens, trois théories :

A. *Théorie hépatique.* — L'action réflexe est seule admissible, le foie congestionné, malade, retentirait sur le cœur par la voie, centripète, du pneumogastrique (MM. François Franck, Potain), du sympathique (M. J. Teissier). Quant au foie congestionné agissant par voisinage sur le cœur, quant aux intoxications (poison palustre, ictère, toxines non détruites mais encore exaltées du fait que la cellule hépatique est malade) agissant sur le myocarde, ce ne sont là que des causes adjuvantes mettant l'organe de la circulation centrale en imminence de se laisser dilater.

B. *Théorie anémique.* — L'accès de paludisme serait comparable à une véritable saignée, du fait de la destruction d'un grand nombre de globules rouges, il y aurait diminution d'hémoglobine, diminution par suite de l'énergie du myocarde, de son tonus musculaire. Dès lors pour que le cœur puisse suffire à son travail, il y supplée par la quantité et il se dilate.

C. *Théorie rénale.* — Le rein étant dans la malaria le siège d'un processus artério-scléreux (Kelsch et Kiener), au même titre que le foie, viendrait agir sur le cœur droit par action réflexe, le sympathique servant de voie centripète.

IV. — L'ectasie aiguë du cœur gauche peut s'expliquer : 1° par la gêne mécanique qu'apporte à la circulation la congestion des organes abdominaux; 2° par les théories émises à propos des ectasies droites (théorie de l'anémie, théorie des intoxications).

---

# INDEX BIBLIOGRAPHIQUE

1741 Arbuthnot. — Essai sur la nature et le choix des aliments.
1821 Baumès. — Traité.
1836 Maillot. — Traité.
1842 Boudin. — Traité.
1846 Kalther. — In Abeille médicale.
1849 Hamernjk. — Prag. Viertel.
1851 Frerichs. — Maladies du foie.
1852 Haspel. — Maladies de l'Algérie.
1854 Ringler. — Wiener med. Wochenschrift.
1861 Dutrouleau. — Maladies des Européens dans les pays chauds.
1864 Griesinger. — Traité des maladies infectieuses.
1869 Laborde. — Physiologie pathologique de l'ictère.
1870 Fabre. — Myocardite palustre (Gaz. des Hôp.)
« Duroziez. — Gazette des Hôp.
« Colin. — Traité des fièvres intermittentes.
1873 Keisch. — Progrès médical, p. 317.
« Julié. — Relation d'une épidémie d'affections du cœur (Journal de médecine et de chirurgie militaire, 3e série. t. XXXIV, p. 79.)
« Lancereaux. — De l'endocardite végétante et ulcéreuse et de ses rapports avec l'intoxication palustre (Arch. de méd., p. 672.)

1873 Dutrouleau. — Traité des maladies des Européens dans les pays chauds.

1874 Vallin. — Société médic. des Hôp. 1874. Recueil de méd. militaire, 8e série, t. XXX. Union médicale, 1874, p. 293.

1875 Gangolphe. — Du bruit du souffle mitral dans l'ictère. (Th. Paris).

« Massé. — De l'intoxication palustre. (Th. de Montpellier).

« Albenois. — Essai sur la myocardite palustre (Th. Montpellier).

« Peloggi Giuseppe. — Des effets de la malaria sur le cœur *in Rivista clinica di Bologna.*

1877 Fabre. — Marseille médical.

1878 Pitres. — Dilatation du cœur droit d'origine non valvulaire (Thèse concours.)

« Potain. — Un point de pathologie de la dilatation cardiaque (Cong. de l'Ass. franç. pour l'avancement des sciences.

« Strauss. — Des ictères chroniques (Th. concours).

1879 Barié — Pathogénie du bruit de galop (Bull. soc. anat.)

« F. Franck. — Effets cardiaques de la ligature du pneumogastrique (Gaz hebd.)

« Henocgue. — Vaso-moteurs du poumon (Gaz. hebd.)

« Letulle. — Recherches sur les hypertrophies cardiaques secondaires (Th. Paris.)

« Morel. — Recherches expérimentales sur la pathologie des lésions du cœur droit. (Th. Lyon.)

« Potain. — Dilatation du cœur droit. (Associat. franç. pour avancement. Sciences.)

« Teissier. — Troubles cardiaques dans les affections gastro-hépatiques. (Assoc. franç. pour avan. Sciences, Montpellier.)

1880 E. Calmette. — Des néphrites intermittentes (Rec. mém. médic. milit., p. 68).

1881 F. Franck. — Action du pneumogastrique sur le cœur (Gaz. hebd.)

1881 Rendu. — Influence des maladies du cœur sur celles du foie et réciproquement (Mémoire à l'Académie de médecine).
« Sée G. — Des dyspepsies gastro-intestinales.
1882 Balfour. — Brit. med. Journ., vol. II, p. 352.
« Kelsch et Kiener. — Altér. palud. du rein (Arch. de Phys.)
« Bouchard. — Maladies par ralentissement de la nutrition.
« Potain. — Rapport au Congrès de La Rochelle (Assoc. franç. pour avanc. Sc.)
« Teissier. — Intermittences cardiaques d'origine gastrique (Soc. méd. Lyon.)
1883 Barié. — Recherches cliniques sur les accidents cardio-pulmonaires consécutifs aux troubles gastro-hépatiques (Rev. méd., janv. et fév.)
« Letulle. — Troubles fonctionnels du pneumogastrique (Th. concours).
« Passerini. — Rapports entre les maladies de l'abdomen et celles du cœur droit (Gazz. degli ospitali).
« Peter. — Maladies du cœur.
« Picot. — Rapports pathologiques entre le cœur et le foie (Gaz. hebd. sc. méd., Bordeaux.)
« Teissier. — Intermittences cardiaques d'origine gastrique (Soc. méd. Lyon, janv.)
1884 Franck. — Art. « sympathique » du dictionnaire encyclopédique.
« Picot. — Leçons de clinique médicale (Bordeaux).
« Potain. — Leçons sur les palpitations (Sem. méd.)
« Laveran. — Traité des fièvres palustres.
1885 Chauffard. — Ictère catarrhal (Rev. de méd.)
« Fabre. — Soc. des sciences médicales.
1887 Bouchard. — Leçons sur les auto-intoxications.
« Paul (Constantin). — Maladies du cœur.
« Roger. — Rôle du foie dans les auto-intoxications (Th. Paris.)
« Corre. — Traité clinique des maladies des pays chauds.

1887 De Brun. — Albuminuries palustres (Semaine médicale, 30 mars.)
1888 Hanot et Gilbert. — Maladies du foie.
« Potain. — Diagnostic différentiel des troubles cardiaques consécutifs aux affections gastro-hépatiques (Sem. méd., juin.)
« Bouchard. — Glycosurie et polyurie dans le paludisme. Présentation d'un travail de M. Mossé, de Montpellier (Acad. de méd., 2 octobre.)
« Jaccoud. — Rapports entre l'excrétion de l'urée et l'apparition des accès de fièvre intermittente (Gaz. méd. de Paris, p. 133.)
1889 Kelsch et Kiener. — Traité des maladies des pays chauds.
« R. Bradford et Dean. — Proceed.-Roy. Soc., t. XLV.
« Hayem. — Du sang, p. 823, Paris.
1890 Parmentier. — Foie cardiaque (Th. Paris).
« Brousses. — Recherches sur la toxicité urinaire dans le paludisme. Soc. de méd. et de chir. pratiques de Montpellier, 14 mai.
« Teissier (J.) — De la neurasthénie post-paludique (Bulletin méd.)
« Rauzier. — Revue de médecine.
1891 Laveran. — Paludisme.
« Durozier. — Traité clinique des maladies du cœur.
« Henriquez. – Bull. de l'Acad. royale danoise.
1892 Chauffard. — Art. « Foie » in Traité de médecine.
« Picot. — Leçons de clinique médicale.
« Gilbert. — Mal. du sang, in Traité de médecine, t. II, p. 485.
« Saramito. — Cardiopathies palustres (Th. Montpellier).
1893 Baudin. — Cardiopathies d'origine palustre (Th. Paris).
« Barié. — Bruit de galop du cœur droit (Méd. mod.).
« Catrin. — Paludisme chronique.
« Huchard. — Maladies du cœur et des vaisseaux.
« E. de Marchenna. — Etude sur le spasme bronchique (Thèse doct., Paris).

1894 Dieulafoy. — Pathologie interne.
« R. Bradford et B.-P. Dean. — Journal of physiol., t. XVI, p. 34 et 96.
« De Grandmaison. — In Manuel de médecine.
« Courtois-Suffit. — In Manuel de médecine.
« Laveran et Teissier. — Pathologie interne.
« Potain. — Cliniques de la Charité.
1895 Moscato. — Infection palustre chronique, dilatation et hypertrophie du cœur avec rachitisme consécutif. Morgagni.
« François-Frank. — Arch. de phys., p. 749, 819 et 823.
« Teissier. — Rapports de l'intestin et du foie en pathologie (Congrès franç. de méd. Bordeaux.)
1896 Teissier. — Traitement des intoxications, in Traité de thérapeutique appliquée de A. Robin.
« François-Franck. — Vaso constriction pulmonaire réflexe (Archives de physiologie.)
« Boisson. — Sur le diagnostic de l'impaludisme (Gaz. hebd., 21 juin.)
« Charrin. — Leçons de pathogénie appliquée à l'Hôtel-Dieu.
« Weber et Blind. — Pathogénie des myocardites (Revue de médecine, nov.).
« Charrin. — Toxines et le cœur (Société de Biologie, 7 nov.).

# TABLE DES MATIÈRES

www.ingramcontent.com/pod-product-compliance
Ingram Content Group UK Ltd.
Pitfield, Milton Keynes, MK11 3LW, UK
UKHW021226230726
13926UKWH00003B/1275

9 782013 598903